Il ricettario essenziale dell'insufficienza pancreatica esocrina (EPI) per nuove diagnosi 2024.

Guida completa all'EPI, guida degli esperti, ricette essenziali e consigli sullo stile di vita per prosperare con l'insufficienza pancreatica esocrina

La dottoressa Sarah Matthews

SOMMARIO

Capitolo 8: Vivere la vita migliore con l'EPI

- Stabilire obiettivi e celebrare i successi

- Viaggiare e mangiare fuori in tutta sicurezza

- Storie stimolanti di individui che prosperano con l'EPI

Conclusione

- Guardando al futuro: progressi nella ricerca e nel trattamento dell'EPI

- Pensieri finali

Appendici

- Glossario di termini

- Risorse per ulteriori letture

- Indice

Prefazione

Benvenuti nel "Ricettario essenziale per l'insufficienza pancreatica esocrina (EPI) per nuove diagnosi 2024". Nelle pagine di questo libro di cucina intraprenderai un viaggio trasformativo di esplorazione e potenziamento culinario. Come persona a cui è stata appena diagnosticata l'insufficienza pancreatica esocrina (EPI), potresti navigare in acque inesplorate, affrontando domande, preoccupazioni e forse anche un po' di incertezza su come gestire questa condizione. Non temere, perché all'interno di queste ricette e intuizioni si trova il potere di riprendere il controllo sulla tua salute e sul tuo benessere.

Ringraziamenti

Prima di immergerci nel gustoso mondo della cucina EPI-friendly, estendo la mia più profonda gratitudine alle persone e alle istituzioni i cui contributi hanno reso possibile questo libro di cucina. Agli operatori sanitari e ai ricercatori che si dedicano instancabilmente a far progredire la nostra comprensione e il trattamento dell'EPI, la vostra competenza e compassione sono la pietra angolare della speranza per le persone colpite da questa condizione. Alle persone coraggiose che convivono con l'EPI e che hanno generosamente condiviso le loro esperienze, sfide e trionfi, la vostra resilienza e forza ispirano tutti noi. E alla mia rete di sostegno di familiari, amici e colleghi, grazie per il vostro incrollabile incoraggiamento e fiducia nel potere di trasformazione del cibo.

Permettimi di presentarmi. Sono la dottoressa Sarah Matthews, un'appassionata sostenitrice della salute e del benessere con una specializzazione in gastroenterologia e nutrizione. In qualità di gastroenterologo certificato con oltre un decennio di esperienza, ho dedicato la mia carriera ad aiutare le persone ad affrontare le sfide legate alla salute dell'apparato digerente, inclusa l'insufficienza pancreatica esocrina (EPI). La mia esperienza si estende oltre la clinica fino alla cucina, dove credo che il cibo possa essere un potente strumento di guarigione e nutrimento. Con una profonda conoscenza dei meccanismi fisiologici alla base dell'EPI e un talento per la creazione di ricette deliziose e compatibili con l'EPI, sono entusiasta di condividere con voi la mia conoscenza e passione in questo libro di cucina. Insieme, liberiamo il potere della nutrizione e intraprendiamo un viaggio per prosperare con l'EPI.

Saluti, amici appassionati di cucina! Sono la dottoressa Sarah Matthews e da più di due decenni ho intrapreso una missione per dare potere alle persone che navigano nel labirinto dell'insufficienza pancreatica esocrina (EPI). Immagina questo: una cucina vivace piena di aromi allettanti di spezie ed erbe aromatiche, dove ogni sfrigolio, taglio e mescolamento racconta una storia di resilienza e trionfo sulle avversità.

L'EPI non è solo una diagnosi medica; è un viaggio pieno di colpi di scena, svolte e deviazioni inaspettate. Immagina di trovarti al crocevia della salute, con l'incertezza che getta la sua ombra su ogni decisione, ogni pasto. È una sfida a cui ho assistito in prima persona negli occhi di pazienti come Emma, il cui viaggio dalla diagnosi all'empowerment ha ispirato la creazione di questo libro di cucina.

La storia di Emma risuona profondamente, ricordandoci le diverse esperienze che si intrecciano in queste pagine. All'interno di questi corridoi culinari troverai molto più che semplici ricette; scoprirai una tabella di marcia per recuperare il tuo rapporto con il cibo e abbracciare l'arte del nutrimento.

Unisciti a me in questa odissea gastronomica mentre sveliamo i segreti della nutrizione, un piatto delizioso alla volta. Insieme, trasformiamo la paura in gusto, l'incertezza in esplorazione e l'isolamento in comunità. Perché in cucina, dove gli ingredienti danzano e i sapori cantano, troviamo non solo nutrimento, ma conforto, connessione e il potenziale illimitato di guarigione.

Benvenuti nel "Ricettario essenziale per l'insufficienza pancreatica esocrina (EPI) per nuove diagnosi 2024". Che l'avventura culinaria abbia inizio!

L'insufficienza pancreatica esocrina (EPI) è una condizione complessa che colpisce il sistema digestivo, in particolare il pancreas. Questo organo cruciale, situato dietro lo stomaco, svolge un ruolo vitale nella digestione e nell'assorbimento dei nutrienti. Tuttavia, quando l'EPI colpisce, il pancreas viene compromesso, ostacolando la sua capacità di produrre e rilasciare enzimi digestivi essenziali.

Questi enzimi – lipasi, proteasi e amilasi – sono come alchimisti culinari, scompongono grassi, proteine e carboidrati in molecole più piccole che il corpo può assorbire e utilizzare. Senza un adeguato apporto di questi enzimi, il processo di digestione vacilla, portando a una cascata di sintomi e complicazioni.

Immaginate una macchina ben oliata che improvvisamente scoppietta e si blocca, incapace di svolgere le sue funzioni essenziali. Questa è la realtà affrontata dalle persone con EPI. I sintomi possono variare da persona a persona ma spesso includono disturbi addominali, gonfiore, gas, diarrea, perdita di peso e malnutrizione.

La diagnosi dell'EPI può essere difficile, poiché i suoi sintomi si sovrappongono a quelli di altri disturbi gastrointestinali. Tuttavia, gli operatori sanitari utilizzano una serie di test diagnostici, tra cui esami del sangue, esami delle feci, studi di imaging e test di funzionalità pancreatica, per confermare una diagnosi.

Comprendere l'EPI è il primo passo verso la gestione e il superamento delle sue sfide. Svelando le complessità di questa condizione, ci autorizziamo a prendere decisioni informate sulla nostra salute e sul nostro benessere. In questo libro di cucina, approfondiremo le cause, i sintomi, la diagnosi e le strategie di gestione dell'EPI, fornendoti le conoscenze e gli strumenti per affrontare questo viaggio con sicurezza.

Panoramica del libro

"EPI Essentials 2024: The Ultimate Cookbook for New Diagnoses" è molto più di una semplice raccolta di ricette; è una guida completa progettata per supportare le persone a cui è stata recentemente diagnosticata l'insufficienza pancreatica esocrina (EPI) nel loro viaggio verso una salute e un benessere migliori. Nelle pagine di questo libro di cucina troverai un tesoro di conoscenza, ispirazione e strumenti pratici per affrontare le sfide dell'EPI con sicurezza e creatività.

- **<u>Guida esperta</u>**

Dalla comprensione dei fondamenti dell'EPI all'apprendimento degli ultimi progressi nel trattamento e nella gestione, questo libro offre la guida esperta di professionisti sanitari specializzati in gastroenterologia, nutrizione e arte culinaria. Acquisirai informazioni sui meccanismi alla base dell'EPI, sul suo impatto sulla digestione e sulla nutrizione e sulle strategie per ottimizzare le tue scelte dietetiche per supportare la salute dell'apparato digerente.

- **<u>Ricette essenziali</u>**

Scopri una vasta gamma di deliziose ricette realizzate appositamente per le esigenze delle persone che hanno in mente l'EPI. Dalle abbondanti colazioni alle cene soddisfacenti, ogni ricetta è attentamente studiata per essere deliziosa, nutriente e facile da digerire. Che tu abbia voglia di classici confortanti o di esplorare nuove frontiere culinarie, in questo libro di cucina troverai qualcosa per stuzzicare le tue papille gustative.

- ### **<u>Piani pasto pratici</u>**

Elimina le congetture dalla pianificazione dei pasti con piani pasto pratici e personalizzabili su misura per le tue preferenze dietetiche e le tue esigenze nutrizionali. Che tu stia seguendo una dieta a basso contenuto di grassi, un regime senza glutine o uno stile di vita vegetariano, questi piani alimentari forniscono una tabella di marcia per un'alimentazione deliziosa ed equilibrata, assicurandoti di non sentirti mai privato o

sopraffatto dalle tue restrizioni dietetiche.

- **<u>Trucchi per lo stile di vita</u>**

 Oltre alla cucina, questo libro offre consigli sullo stile di vita e suggerimenti per prosperare con l'EPI in ogni aspetto della vita. Dalla gestione dei sintomi all'orientamento nelle situazioni sociali, ai viaggi e ai pasti fuori con sicurezza, scoprirai strategie pratiche per vivere la tua vita migliore con l'EPI.

- **<u>Potenziamento</u>**

 Soprattutto, "EPI Essentials 2024" riguarda l'empowerment. Si tratta di fornirti le conoscenze, le competenze e la sicurezza necessarie per prendere il controllo della tua salute e del tuo benessere. Che ti sia stata appena diagnosticata l'EPI o che convivi con questa condizione da anni, questo libro di cucina è il tuo compagno nel viaggio verso un te più sano e felice.

CAPITOLO 1

L'insufficienza pancreatica esocrina (EPI) è un disturbo gastrointestinale caratterizzato da un'inadeguata produzione o secrezione di enzimi digestivi da parte del pancreas. Questi enzimi sono essenziali per scomporre grassi, proteine e carboidrati nel cibo che consumiamo. Senza una quantità sufficiente di enzimi, il processo digestivo è compromesso, portando a malassorbimento e a una serie di sintomi.

L'EPI può derivare da varie condizioni o fattori sottostanti che compromettono la funzione del pancreas. La pancreatite cronica, la fibrosi cistica, il cancro al pancreas e la chirurgia pancreatica sono tra le principali cause di EPI. Anche fattori legati allo stile di vita come il consumo eccessivo di alcol e il fumo possono contribuire al suo sviluppo.

I sintomi dell'EPI possono variare ma comunemente includono dolore addominale, gonfiore, gas, diarrea, perdita di peso e carenze nutrizionali. La diagnosi viene generalmente effettuata attraverso una combinazione di anamnesi, esame fisico, esami del sangue, esami delle feci, studi di imaging e test di funzionalità pancreatica.

Comprendere l'EPI è fondamentale per una gestione e un trattamento efficaci. Il rilevamento e la diagnosi precoci consentono agli operatori sanitari di avviare interventi appropriati, migliorare il controllo dei sintomi e prevenire le complicanze associate all'EPI.

Cos'è l'insufficienza pancreatica esocrina?

L'insufficienza pancreatica esocrina (EPI) è un disturbo gastrointestinale caratterizzato dall'insufficiente produzione o secrezione di enzimi digestivi da parte del pancreas. Per comprendere appieno l'EPI, è fondamentale approfondire l'intricata anatomia e la funzione di questo organo vitale.

Anatomia e funzione del pancreas:

Il pancreas, situato dietro lo stomaco nella parte superiore dell'addome, svolge sia funzioni endocrine che esocrine. Nel suo ruolo esocrino, produce e rilascia enzimi digestivi – lipasi, proteasi e amilasi – nell'intestino tenue per favorire la digestione del cibo.

Quando il cibo entra nell'intestino tenue, il pancreas secerne questi enzimi in risposta ai segnali ormonali. Questi enzimi agiscono quindi come forbici molecolari, tagliando grandi molecole di grassi, proteine e carboidrati in frammenti più piccoli che possono essere facilmente assorbiti dall'intestino.

Impatto di una produzione enzimatica insufficiente:

Negli individui affetti da EPI, il pancreas non riesce a produrre una quantità adeguata di questi enzimi digestivi, con conseguente compromissione della digestione e dell'assorbimento dei nutrienti. Senza una quantità sufficiente di enzimi, grassi, proteine e carboidrati rimangono non digeriti, provocando malassorbimento e una serie di sintomi gastrointestinali.

Cause dell'insufficienza pancreatica esocrina:

L'EPI può derivare da varie condizioni o fattori sottostanti che compromettono la funzione pancreatica. La pancreatite cronica, la fibrosi cistica, il cancro del pancreas, la chirurgia pancreatica e le condizioni autoimmuni che colpiscono il pancreas sono le cause principali dell'EPI. Anche fattori legati allo stile di vita come il consumo eccessivo di alcol e il fumo possono contribuire al suo sviluppo.

Sintomi dell'insufficienza pancreatica esocrina:

I sintomi dell'EPI possono variare ma comunemente includono dolore addominale, gonfiore, gas, diarrea, perdita di peso e carenze nutrizionali. Questi sintomi sono dovuti a una digestione compromessa e al malassorbimento di grassi, proteine e carboidrati.

Processo diagnostico:

La diagnosi dell'EPI comporta un approccio multiforme, che inizia con un'anamnesi approfondita e un esame fisico. Gli operatori sanitari possono prescrivere esami del sangue per misurare i livelli degli enzimi, esami delle feci per valutare il contenuto di grassi e studi di imaging (come scansioni TC o risonanza magnetica) per valutare la funzione pancreatica. Inoltre, per confermare la diagnosi possono essere eseguiti test di funzionalità pancreatica.

Trattamento e gestione:

Il trattamento per l'EPI ruota tipicamente attorno alla terapia enzimatica sostitutiva, che prevede l'assunzione di enzimi digestivi sintetici durante i pasti per favorire la digestione. Inoltre, possono essere raccomandati cambiamenti nella dieta, integratori nutrizionali e cambiamenti nello stile di vita per gestire i sintomi e ottimizzare la salute dell'apparato digerente.

Comprendere la complessa interazione tra l'anatomia pancreatica, la funzione enzimatica e lo sviluppo dell'insufficienza pancreatica esocrina è essenziale per una diagnosi, un trattamento e una gestione efficaci della condizione.

L'insufficienza pancreatica esocrina (EPI) può derivare da varie condizioni o fattori di base che compromettono la funzione del pancreas. Comprendere queste cause e fattori di rischio è essenziale per identificare i soggetti a rischio e attuare misure preventive e trattamenti adeguati.

Cause primarie:

1. **Pancreatite cronica:** L'infiammazione a lungo termine del pancreas può portare a danni e cicatrici del tessuto pancreatico, compromettendone la capacità di produrre e rilasciare enzimi digestivi.

2. **Fibrosi cistica:** Questa malattia genetica colpisce la produzione di muco, sudore e fluidi digestivi, compresi gli enzimi pancreatici. Gli individui affetti da fibrosi

cistica spesso sperimentano l'EPI a causa del blocco dei dotti pancreatici da parte del muco ispessito.

3. **Tumore del pancreas:** I tumori nel pancreas possono ostruire il flusso degli enzimi digestivi, portando all'EPI. Inoltre, trattamenti come la chirurgia o la radioterapia possono danneggiare il tessuto pancreatico, esacerbando ulteriormente la condizione.

4. **Chirurgia pancreatica:** Le procedure chirurgiche che coinvolgono il pancreas, come la pancreaticoduodenectomia (procedura di Whipple), possono interrompere la normale funzione pancreatica e contribuire allo sviluppo dell'EPI.

5. **Condizioni autoimmuni:** Le malattie autoimmuni che colpiscono il pancreas, come la pancreatite autoimmune, possono

provocare infiammazioni e danni al tessuto pancreatico, portando all'EPI.

Fattori secondari:

1. **Consumo di alcool:** Il consumo eccessivo di alcol per un periodo prolungato può causare infiammazione del pancreas (pancreatite), aumentando il rischio di EPI.

2. **Fumare:** Il fumo è associato ad un aumentato rischio di sviluppare pancreatite cronica, un comune precursore dell'EPI.

Altri fattori di rischio:

- **Storia famigliare:** Gli individui con una storia familiare di malattie pancreatiche o EPI possono avere un rischio maggiore di sviluppare la condizione.

- **Età:** L'EPI può verificarsi a qualsiasi età, ma è più comunemente diagnosticata negli adulti, in particolare quelli di età superiore ai 40 anni.

- **Fattori genetici:** Alcune mutazioni e predisposizioni genetiche possono aumentare la probabilità di sviluppare l'EPI, in particolare negli individui con una storia familiare della condizione.

Identificando e affrontando queste cause sottostanti e fattori di rischio, gli operatori sanitari possono adottare misure proattive per prevenire, diagnosticare e gestire in modo efficace l'insufficienza pancreatica esocrina.

L'insufficienza pancreatica esocrina (EPI) si presenta con una varietà di sintomi che possono variare in gravità e impatto sulla qualità della vita di un individuo. Riconoscere questi sintomi e sottoporsi ad un'adeguata valutazione diagnostica sono passaggi essenziali per gestire efficacemente la condizione.

Sintomi comuni dell'EPI:

1. **Dolore addominale:** Gli individui con EPI possono avvertire dolore addominale persistente o ricorrente, che può variare in intensità e localizzazione.

2. **Gonfiore e gas:** L'eccessiva produzione di gas e il gonfiore sono sintomi comuni dell'EPI, spesso accompagnati da disagio addominale.

3. **Diarrea:** La diarrea è un sintomo frequente dell'EPI, caratterizzato da feci molli e acquose che possono essere maleodoranti e difficili da controllare.

4. **Perdita di peso:** Il malassorbimento dei nutrienti dovuto a una digestione inadeguata può portare a una perdita di peso involontaria nei soggetti affetti da EPI.

5. **Carenze nutrizionali:** Un assorbimento insufficiente di grassi, proteine e carboidrati può provocare carenze nutrizionali, con conseguente affaticamento, debolezza e altre complicazioni di salute.

Processo diagnostico:

La diagnosi dell'EPI comporta una valutazione completa da parte di un operatore sanitario, compresa un'anamnesi medica approfondita, un esame fisico e test diagnostici. I passaggi chiave del processo diagnostico includono:

1. **Storia medica:** Gli operatori sanitari indagheranno sui sintomi, sull'anamnesi medica, sulla storia familiare e sui fattori dello stile di vita che possono contribuire allo sviluppo dell'EPI.

2. **Esame fisico:** Un esame fisico può rivelare segni come dolorabilità addominale, distensione o segni di malnutrizione.

3. **Analisi del sangue:** Possono essere eseguiti esami del sangue per misurare i livelli di enzimi pancreatici, come amilasi e lipasi, nonché marcatori di malassorbimento, come i livelli di vitamine e minerali.

4. **Test delle feci:** I test delle feci possono essere utilizzati per valutare il contenuto di grassi e

la presenza di particelle di cibo non digerito, indicando un malassorbimento.

5. **Studi sull'immagine:** Studi di imaging, come l'ecografia addominale, la TAC o la risonanza magnetica, possono essere ordinati per valutare la struttura e la funzione del pancreas e degli organi circostanti.

6. **Test di funzionalità pancreatica:** Test specialistici, come il test di stimolazione della secretina o il test dell'elastasi fecale, possono essere eseguiti per valutare la funzione pancreatica e confermare la diagnosi di EPI.

Importanza della diagnosi precoce:

La diagnosi precoce dell'EPI è fondamentale per avviare un trattamento adeguato e prevenire le complicazioni associate alla malnutrizione e alle carenze nutrizionali. Riconoscendo i sintomi e sottoponendosi a una valutazione diagnostica tempestiva, gli individui affetti da EPI possono ricevere un intervento tempestivo e supporto per migliorare la qualità della vita.

CAPITOLO 2

L'insufficienza pancreatica esocrina (EPI) può essere travolgente, soprattutto per i soggetti a cui è stata recentemente diagnosticata la condizione. Questo capitolo funge da guida per aiutarti a percorrere le fasi iniziali della gestione dell'EPI, dalla comprensione della diagnosi all'adeguamento dello stile di vita e all'accesso alle risorse di supporto.

Comprendere la diagnosi:

Dopo aver ricevuto una diagnosi di EPI, è naturale avere domande e preoccupazioni su cosa significhi per la salute e il benessere. Prenditi il tempo necessario per discutere la tua diagnosi con il tuo medico, porre domande e chiedere chiarimenti su eventuali aspetti che potresti non comprendere appieno. Comprendere la natura dell'EPI e il suo impatto sulla salute dell'apparato digerente è il primo passo verso una gestione efficace della condizione.

Informarsi sull'EPI:

La conoscenza dà potere quando si tratta di gestire l'EPI. Approfitta di fonti di informazione affidabili, come siti Web medici, libri e gruppi di supporto, per saperne di più sulla condizione, le sue cause, i sintomi, le opzioni di trattamento e le modifiche dello stile di vita. Informarti sull'EPI ti consentirà di prendere decisioni informate sulla tua salute e di partecipare attivamente al tuo piano di trattamento.

Creazione di una rete di supporto:

Convivere con l'EPI può essere difficile, ma non devi affrontarlo da solo. Rivolgiti ad amici, familiari e colleghi che possano offrire comprensione, incoraggiamento e sostegno. Prendi in considerazione l'idea di unirti a forum online o gruppi di supporto per persone con EPI per entrare in contatto con altri che condividono esperienze simili e ottenere preziosi spunti e consigli.

Apportare aggiustamenti dietetici:

La dieta gioca un ruolo cruciale nella gestione dell'EPI e nell'ottimizzazione della salute dell'apparato digerente. Collabora con un dietista o nutrizionista registrato per sviluppare un piano alimentare personalizzato su misura per le tue esigenze specifiche e preferenze dietetiche. Concentrarsi sul consumo di alimenti facilmente digeribili e ricchi di sostanze nutritive, riducendo al minimo gli alimenti che possono esacerbare i sintomi o innescare disturbi digestivi.

Esplorare le opzioni di trattamento:

Il trattamento per l'EPI prevede tipicamente la terapia enzimatica sostitutiva, che prevede l'assunzione di enzimi digestivi sintetici durante i pasti per favorire la digestione. Il tuo medico può anche raccomandare altri farmaci, integratori nutrizionali o interventi per gestire i sintomi e migliorare la qualità generale della vita. Discuti le opzioni di trattamento con il tuo team sanitario per determinare l'approccio più adatto a te.

Pianificazione per il futuro:

Convivere con l'EPI è un viaggio ed è essenziale affrontarlo con una prospettiva a lungo termine. Adotta misure proattive per gestire la tua condizione, dare priorità alla tua salute e al tuo benessere e pianificare il futuro. Resta in contatto con il tuo team sanitario, partecipa a controlli regolari e monitora attentamente i tuoi sintomi per garantire un intervento tempestivo e una gestione ottimale dell'EPI.

Affrontare la diagnosi

Ricevere una diagnosi di insufficienza pancreatica esocrina (EPI) può evocare una serie di emozioni, dallo shock e incredulità alla paura e all'incertezza. Affrontare la diagnosi implica affrontare queste emozioni, adattarsi alla realtà della convivenza con una condizione cronica e trovare strategie per mantenere il proprio benessere fisico ed emotivo.

Riconosci i tuoi sentimenti:

È normale provare un turbinio di emozioni dopo aver ricevuto una diagnosi di EPI. Consenti a te stesso di riconoscere ed esprimere i tuoi sentimenti,

che si tratti di tristezza, rabbia, frustrazione o ansia.
Parlare con un amico fidato, un familiare o un
professionista della salute mentale può fornire uno
spazio sicuro per elaborare le tue emozioni e
acquisire una prospettiva sulla tua situazione.

Richiedi informazioni e supporto:

La conoscenza dà potere quando si tratta di
affrontare l'EPI. Informati sulla condizione, sulle
sue cause, sui sintomi, sulle opzioni di trattamento
e sugli aggiustamenti dello stile di vita. Approfitta
di fonti di informazione affidabili, come siti Web
medici, libri e gruppi di supporto, per ottenere
approfondimenti e entrare in contatto con altri che
capiscono cosa stai attraversando.

Concentrati su ciò che puoi controllare:

Sebbene convivere con l'EPI possa presentare delle
sfide, concentrati su ciò che puoi controllare

piuttosto che soffermarti su ciò che non puoi.
Adotta misure proattive per gestire la tua
condizione, come aderire al piano di trattamento,
apportare modifiche alla dieta, praticare una buona
cura di sé e cercare supporto quando necessario.
Assumendoti la responsabilità della tua salute e del
tuo benessere, puoi migliorare il tuo senso di
controllo e resilienza.

Costruisci una rete di supporto:

Circondati di una rete di supporto di amici,
familiari e operatori sanitari che possono offrire
comprensione, incoraggiamento e assistenza
pratica. Non esitare a chiedere aiuto quando ne hai
bisogno, che si tratti di supporto emotivo,
assistenza nelle attività quotidiane o nell'affrontare
le sfide sanitarie. Costruire una forte rete di
supporto può fornire una preziosa fonte di forza e

conforto mentre si affrontano le sfide della convivenza con l'EPI.

Pratica la cura di te stesso:

Prendersi cura del proprio benessere fisico ed emotivo è essenziale quando si convive con una condizione cronica come l'EPI. Incorpora pratiche di auto-cura nella tua routine quotidiana, come esercizio fisico regolare, alimentazione sana, sonno adeguato, tecniche di gestione dello stress e attività che ti portano gioia e relax. Dare priorità alla cura di sé può aiutarti a mantenere la salute generale e la resilienza di fronte alle avversità.

Rimani positivo e fiducioso:

Mantenere una prospettiva positiva e coltivare un senso di speranza possono essere strumenti potenti per affrontare l'EPI. Concentrati sulle cose che ti portano gioia e soddisfazione, stabilisci obiettivi realistici per te stesso e celebra i tuoi risultati, non importa quanto piccoli. Ricorda che vivere con l'EPI è un viaggio e ci saranno alti e bassi lungo il percorso. Rimani ottimista e resiliente e ricorda che non sei solo nell'affrontare questa sfida.

Costruisci la tua rete di supporto

Convivere con l'insufficienza pancreatica esocrina (EPI) può essere difficile, ma non devi affrontarla da solo. Costruire una rete di supporto di amici, familiari, operatori sanitari e colleghi che comprendono il tuo viaggio può fornire supporto, incoraggiamento e assistenza pratica inestimabili lungo il percorso.

Identificare gli individui di supporto:

Inizia identificando le persone nella tua vita che sono di supporto, comprensive e disposte a offrire assistenza quando necessario. Ciò può includere familiari, amici intimi, colleghi, vicini e membri della tua comunità che possono fornire supporto emotivo, compagnia e aiuto pratico nelle attività quotidiane.

Richiesta di supporto da parte degli operatori sanitari:

Il tuo team sanitario, compreso il medico di base, il gastroenterologo, il dietista e il professionista della salute mentale, svolge un ruolo cruciale nel supportarti nella gestione dell'EPI. Non esitate a contattare i vostri operatori sanitari per ricevere indicazioni, consigli e opzioni di trattamento su misura per le vostre esigenze. Possono offrire consulenza medica, monitorare le tue condizioni e adattare il tuo piano di trattamento secondo necessità per ottimizzare la tua salute e il tuo benessere.

Connessione con i colleghi:

Entrare in contatto con altri che vivono con l'EPI può fornire una fonte unica di comprensione, empatia ed esperienze condivise. Prendi in considerazione l'idea di unirti a forum online, gruppi di supporto o organizzazioni della comunità locale per individui con EPI o condizioni di salute dell'apparato digerente. Queste piattaforme offrono opportunità per condividere approfondimenti, scambiare consigli e ottenere supporto da altri che stanno affrontando sfide simili.

Educare la tua rete di supporto:

È essenziale educare la tua rete di supporto sull'EPI, sui suoi sintomi, sulle opzioni di trattamento e sugli aggiustamenti dello stile di vita. Aiutali a comprendere la tua condizione, il suo impatto sulla tua vita quotidiana e i modi in cui possono offrire supporto e assistenza. Una comunicazione aperta e onesta favorisce la comprensione, l'empatia e la collaborazione efficace nella gestione comune dell'EPI.

Esprimere le tue esigenze:

Sii proattivo nell'esprimere le tue esigenze, preferenze e preoccupazioni alla tua rete di supporto. Se hai bisogno di supporto emotivo, assistenza nelle attività quotidiane o qualcuno che ti accompagni alle visite mediche, non esitare a comunicare le tue esigenze in modo chiaro e assertivo. La tua rete di supporto è lì per aiutarti, ma potrebbe non sapere sempre come supportarti al meglio a meno che tu non comunichi apertamente le tue esigenze.

Mostrare apprezzamento:

Prenditi il tempo per mostrare apprezzamento per il supporto e l'assistenza che ricevi dalla tua rete. Esprimi gratitudine per la loro presenza, comprensione e disponibilità ad aiutare, sia attraverso un sentito biglietto di ringraziamento, un gesto premuroso o semplicemente riconoscendo verbalmente il loro sostegno. Mostrare apprezzamento rafforza le tue relazioni e rafforza i legami della tua rete di supporto.

Comunicazione con gli operatori sanitari

Una comunicazione efficace con il tuo team sanitario è essenziale per gestire l'insufficienza pancreatica esocrina (EPI) e ottimizzare la tua salute e il tuo benessere. Stabilire canali di comunicazione aperti, onesti e collaborativi con i tuoi operatori sanitari garantisce che le tue esigenze siano comprese, le tue domande siano affrontate e il tuo piano di trattamento sia adattato alle tue esigenze individuali.

Preparazione per le visite mediche:

Prima degli appuntamenti medici, prenditi del tempo per preparare domande, dubbi e qualsiasi informazione rilevante che desideri discutere con il tuo medico. Considera l'idea di tenere un diario o un diario per tenere traccia dei sintomi, delle abitudini alimentari, dell'aderenza ai farmaci e di eventuali cambiamenti nella tua condizione dall'ultimo appuntamento. Portare con sé un elenco di farmaci, integratori e risultati di test precedenti può anche essere utile al tuo medico per acquisire una comprensione completa del tuo stato di salute.

Partecipazione attiva alle discussioni:

Durante le visite mediche, partecipa attivamente alle discussioni con il tuo medico. Sii onesto e disponibile riguardo ai tuoi sintomi, preoccupazioni e preferenze e non esitare a porre domande o chiedere chiarimenti su qualsiasi aspetto della tua condizione o del piano di trattamento che potresti non comprendere appieno. Il tuo operatore sanitario è lì per supportarti e fornirti indicazioni, quindi non aver paura di parlare apertamente e difendere le tue esigenze.

Cercare chiarimenti e comprensione:

Se non sei sicuro di un aspetto particolare della diagnosi, del piano di trattamento o degli aggiustamenti dello stile di vita consigliati, non esitare a chiedere chiarimenti al tuo medico. Chiedi spiegazioni in un linguaggio semplice e, se necessario, richiedi ulteriori informazioni o risorse per aiutarti a comprendere meglio la tua condizione e la logica alla base delle tue raccomandazioni terapeutiche. Comprendere la tua condizione ti consente di assumere un ruolo attivo nella gestione efficace.

Discutere le opzioni e le preferenze di trattamento:

Sii proattivo nel discutere le opzioni e le preferenze terapeutiche con il tuo medico. Condividi i tuoi obiettivi, preferenze e preoccupazioni riguardo al trattamento e lavora in modo collaborativo per sviluppare un piano di trattamento in linea con le tue esigenze e priorità individuali. Il tuo medico può offrire approfondimenti sulle opzioni di trattamento disponibili, sui potenziali benefici e rischi e sugli approcci alternativi per gestire la tua condizione.

Seguire e fornire feedback:

Dopo gli appuntamenti medici, contatta il tuo medico secondo necessità per rispondere a eventuali domande o dubbi persistenti, fornire aggiornamenti sulla tua condizione e discutere l'efficacia del tuo piano di trattamento. Fornisci feedback sulle tue esperienze con il trattamento, inclusi eventuali effetti collaterali, sfide o miglioramenti che hai notato, per aiutare il tuo medico a personalizzare il tuo piano di cura e ottimizzare i risultati.

Utilizzo della telemedicina e della comunicazione remota:

Nell'era digitale di oggi, la telemedicina e le tecnologie di comunicazione remota offrono modi convenienti per connettersi con il proprio operatore sanitario, in particolare per controlli di routine, appuntamenti di follow-up e preoccupazioni minori. Approfitta dei servizi di telemedicina quando opportuno per mantenere un contatto regolare con il tuo team sanitario e ricevere supporto e guida tempestivi senza la necessità di visite di persona.

CAPITOLO 3

La dieta EPI svolge un ruolo cruciale nella gestione dell'insufficienza pancreatica esocrina (EPI) e nell'ottimizzazione della salute dell'apparato digerente e del benessere generale. Questo capitolo esplora i principi della dieta EPI, le strategie dietetiche per supportare la funzione digestiva e consigli pratici per la pianificazione dei pasti, la selezione degli alimenti e l'integrazione nutrizionale.

Comprendere la dieta EPI:

La dieta EPI è progettata per supportare le persone con EPI nell'ottimizzare l'assorbimento dei nutrienti, ridurre al minimo i disturbi digestivi e mantenere la salute e il benessere generale. Si concentra sulla selezione di alimenti facilmente digeribili, poveri di grassi e ricchi di nutrienti essenziali, evitando alimenti che potrebbero esacerbare i sintomi o affaticare il sistema digestivo.

Principi chiave della dieta EPI:

1. **Assunzione moderata di grassi:** Limitare i grassi alimentari è essenziale per gli individui affetti da EPI, poiché la ridotta digestione dei grassi è una caratteristica distintiva della condizione. Scegli fonti proteiche magre, riduci al minimo i grassi e gli oli aggiunti e opta per metodi di cottura come la cottura al forno, alla griglia o al vapore anziché la frittura.

2. **Alto contenuto proteico:** Le proteine sono vitali per sostenere la forza muscolare, la funzione immunitaria e la riparazione dei

tessuti, rendendole una componente importante della dieta EPI. Includi fonti magre di proteine nei tuoi pasti, come pollame, pesce, tofu, legumi e latticini a basso contenuto di grassi.

3. **Carboidrati complessi:** I carboidrati forniscono energia e fibre, essenziali per la salute dell'apparato digerente e il benessere generale. Scegli carboidrati complessi come cereali integrali, frutta, verdura e legumi, che forniscono energia sostenuta e favoriscono la sazietà.

4. **Alimenti ricchi di fibre:** Le fibre promuovono la regolarità, aiutano la digestione e supportano la salute dell'intestino. Incorpora nella tua dieta cibi ricchi di fibre, come frutta, verdura, cereali integrali, noci, semi e legumi, prestando

attenzione ai tuoi livelli di tolleranza individuali.

Consigli pratici per la pianificazione dei pasti:

1. **Pasti piccoli e frequenti:** Mangiare pasti più piccoli e più frequenti durante il giorno può aiutare a prevenire il sovraccarico digestivo e ridurre al minimo i sintomi di gonfiore, gas e disagio.

2. **Metodo della piastra bilanciata:** Cerca di includere un equilibrio di proteine, carboidrati e grassi sani in ogni pasto per supportare un'alimentazione equilibrata e una digestione ottimale.

3. **Selezione del cibo:** Scegli cibi facilmente digeribili e ben tollerati, come verdure cotte, proteine magre, cereali integrali e latticini a basso contenuto di grassi. Sperimenta cibi

diversi per identificare i tuoi fattori scatenanti e le tue preferenze individuali.

4. **Idratazione:** Rimani idratato bevendo molta acqua durante il giorno, poiché un'adeguata idratazione è essenziale per supportare la funzione digestiva e la salute generale.

Integrazione nutrizionale:

Oltre alle modifiche dietetiche, può essere raccomandata un'integrazione nutrizionale per affrontare specifiche carenze nutrizionali o supportare la funzione digestiva. Il tuo medico o dietista può consigliare una terapia sostitutiva enzimatica, integratori vitaminici e minerali o formule nutrizionali specializzate per ottimizzare il tuo stato nutrizionale e il tuo benessere generale.

Chiedere consiglio a un dietista:

La consulenza con un dietista o nutrizionista registrato specializzato in salute dell'apparato digerente può fornire guida e supporto personalizzati nell'implementazione della dieta EPI. Un dietista può aiutarti a sviluppare un piano alimentare su misura, affrontare preoccupazioni e preferenze dietetiche e monitorare il tuo stato nutrizionale per garantire salute e benessere ottimali.

Principi della dieta EPI

La dieta EPI è progettata per supportare le persone con insufficienza pancreatica esocrina (EPI) nell'ottimizzare l'assorbimento dei nutrienti, ridurre al minimo i disturbi digestivi e mantenere la salute e il benessere generale. Sottolinea le strategie dietetiche che promuovono una digestione efficiente, migliorano l'assorbimento dei nutrienti e riducono il rischio di sintomi gastrointestinali.

1. Assunzione moderata di grassi:

Gli individui affetti da EPI spesso hanno difficoltà a digerire i grassi a causa dell'insufficiente produzione di enzimi pancreatici. Pertanto, la dieta EPI prevede tipicamente un apporto moderato di grassi, concentrandosi su fonti di grassi sani che sono più facili da digerire, come i grassi monoinsaturi e polinsaturi. Limitare i grassi alimentari può aiutare a prevenire sintomi come

60

gonfiore, gas e diarrea associati al malassorbimento dei grassi.

2. Enfasi sulle proteine magre:

Le proteine sono essenziali per supportare la funzione muscolare, la salute immunitaria e la riparazione dei tessuti, rendendole un componente cruciale della dieta EPI. Sono preferite le fonti proteiche magre, come pollame, pesce, tofu, legumi e latticini a basso contenuto di grassi, poiché forniscono aminoacidi essenziali senza aggiungere grassi eccessivi o affaticare il sistema digestivo.

3. Carboidrati complessi:

I carboidrati sono una fonte primaria di energia per il corpo e svolgono un ruolo cruciale nel sostenere la salute dell'apparato digerente e il benessere generale. La dieta EPI enfatizza i carboidrati complessi, come cereali integrali, frutta, verdura e legumi, che forniscono energia, fibre, vitamine e minerali a lungo termine. Questi carboidrati ricchi di sostanze nutritive supportano la funzione digestiva e promuovono la sazietà.

4. Alimenti ricchi di fibre:

La fibra è essenziale per promuovere la regolarità, sostenere la salute dell'intestino e prevenire la stitichezza, che possono essere sintomi comuni dell'EPI. Includere alimenti ricchi di fibre nella dieta EPI, come frutta, verdura, cereali integrali, noci, semi e legumi, aiuta a mantenere una sana funzione intestinale e supporta una digestione ottimale. Tuttavia, gli individui affetti da EPI dovrebbero essere consapevoli della propria tolleranza individuale alle fibre e adattare di conseguenza il loro apporto per prevenire disturbi digestivi.

5. Idratazione:

Una corretta idratazione è essenziale per supportare
la funzione digestiva, l'assorbimento dei nutrienti e
la salute generale. Bere una quantità adeguata di
acqua durante il giorno aiuta a mantenere
l'idratazione, favorisce la regolarità intestinale e
favorisce la digestione e l'assorbimento dei
nutrienti. Gli individui con EPI dovrebbero mirare a
bere molta acqua e liquidi idratanti per supportare
la salute e il benessere digestivo ottimali.

6. Approccio individualizzato:

La dieta EPI non è valida per tutti e le esigenze e le
preferenze dietetiche individuali possono variare. È
essenziale adottare un approccio personalizzato alla
dieta EPI, considerando fattori quali gusto
personale, background culturale, tolleranze
alimentari e requisiti nutrizionali. Lavorare con un
dietista o un nutrizionista registrato può aiutare le

persone ad adattare la propria dieta alle proprie esigenze e preferenze specifiche, garantendo al contempo un apporto nutrizionale ottimale e la salute dell'apparato digerente.

Nutrienti essenziali per la gestione dell'EPI

La gestione dell'insufficienza pancreatica esocrina (EPI) richiede un'attenzione particolare all'apporto nutrizionale per garantire un adeguato assorbimento dei nutrienti, supportare la funzione digestiva e mantenere la salute e il benessere generale. Alcuni nutrienti svolgono un ruolo particolarmente importante nella gestione dell'EPI e concentrarsi su questi nutrienti essenziali può aiutare le persone a ottimizzare il proprio stato nutrizionale e a minimizzare i sintomi associati alla condizione.

1. Enzimi digestivi:

Una delle caratteristiche distintive dell'EPI è l'insufficiente produzione o secrezione di enzimi digestivi da parte del pancreas. Di conseguenza, gli individui affetti da EPI spesso necessitano di una terapia enzimatica sostitutiva per favorire la digestione e l'assorbimento dei nutrienti. Gli integratori di enzimi pancreatici, che contengono enzimi come lipasi, proteasi e amilasi, vengono assunti durante i pasti per aiutare a scomporre grassi, proteine e carboidrati e facilitare l'assorbimento dei nutrienti.

2. Vitamine liposolubili:

Il malassorbimento dei grassi è una complicanza comune dell'EPI, che porta a carenze di vitamine liposolubili come vitamina A, D, E e K. Queste vitamine svolgono ruoli essenziali in vari processi fisiologici, tra cui la funzione immunitaria, la salute delle ossa, la vista e il sangue. coagulazione. Gli individui con EPI possono richiedere un'integrazione con vitamine liposolubili per prevenire carenze e mantenere una salute ottimale.

3. Vitamine idrosolubili:

Oltre alle vitamine liposolubili, gli individui affetti da EPI possono anche essere a rischio di carenze di vitamine idrosolubili, come la vitamina B12 e il folato. Queste vitamine svolgono un ruolo cruciale nel metabolismo energetico, nella funzione nervosa, nella produzione di globuli rossi e nella sintesi del DNA. L'integrazione con vitamine idrosolubili può essere necessaria per garantire un apporto adeguato e prevenire carenze nei soggetti affetti da EPI.

4. Minerali:

L'EPI può anche portare a carenze di minerali essenziali, come calcio, magnesio e zinco, che sono importanti per la salute delle ossa, la funzione muscolare e il supporto immunitario. Gli individui con EPI possono richiedere un'integrazione con minerali per mantenere livelli ottimali e prevenire carenze. Gli integratori di calcio e magnesio possono anche aiutare ad alleviare i sintomi di crampi muscolari e dolore osseo associati al malassorbimento correlato all'EPI.

5. Alimenti ricchi di proteine:

Le proteine sono vitali per supportare la forza muscolare, la funzione immunitaria e la riparazione dei tessuti, rendendole un nutriente essenziale per le persone con EPI. Sono preferite le fonti proteiche magre, come pollame, pesce, tofu, legumi e latticini a basso contenuto di grassi, poiché forniscono aminoacidi essenziali senza aggiungere grassi eccessivi o affaticare il sistema digestivo.

6. Fluidi ed elettroliti:

Disidratazione e squilibri elettrolitici possono verificarsi a causa di diarrea e perdita di liquidi correlate all'EPI. È essenziale che le persone con EPI rimangano idratate bevendo molta acqua e liquidi ricchi di elettroliti, come bevande sportive o soluzioni di reidratazione orale, per mantenere l'equilibrio di liquidi ed elettroliti e prevenire la disidratazione.

Adattare la dieta alle tue esigenze

Sebbene esistano principi generali da seguire quando si tratta della dieta EPI, è essenziale adattare il proprio approccio dietetico alle proprie esigenze, preferenze e tolleranze individuali. Adottando un approccio personalizzato alla tua dieta, puoi ottimizzare l'assunzione di nutrienti, gestire i sintomi e migliorare il benessere generale vivendo con l'insufficienza pancreatica esocrina (EPI).

1. Identificare gli alimenti trigger:

Tieni traccia del tuo apporto alimentare e dei sintomi per identificare gli alimenti scatenanti che potrebbero esacerbare i sintomi o il disagio digestivo. Gli alimenti scatenanti comuni per le persone con EPI possono includere cibi ricchi di grassi, cibi piccanti, cibi grassi, latticini e alcuni tipi di alimenti ricchi di fibre. Identificando ed evitando gli alimenti scatenanti, puoi ridurre al minimo i sintomi e favorire il comfort digestivo.

2. Sperimenta i metodi di preparazione del cibo:

Sperimenta diversi metodi di preparazione del cibo per determinare quali sono più facilmente digeribili e ben tollerati per te. I metodi di cottura come la cottura al forno, alla griglia, al vapore e in camicia sono spesso più delicati per il sistema digestivo rispetto alla frittura o al soffritto. Scegli tecniche di cottura che aiutino a mantenere l'integrità nutrizionale degli alimenti rendendoli più digeribili.

3. Considera gli orari e la frequenza dei pasti:

Presta attenzione agli orari e alla frequenza dei pasti per prevenire il sovraccarico digestivo e ridurre al minimo sintomi come gonfiore, gas e disagio. Mangiare pasti più piccoli e più frequenti durante il giorno può aiutare a regolare i livelli di zucchero nel sangue, supportare la digestione e prevenire i sintomi associati ai pasti abbondanti. Sperimenta gli orari e la frequenza dei pasti per trovare uno schema che funzioni meglio per le tue esigenze individuali.

4. Concentrarsi sugli alimenti ricchi di nutrienti:

Dare priorità agli alimenti ricchi di nutrienti che forniscono vitamine, minerali e antiossidanti essenziali per sostenere la salute e il benessere generale. Includi una varietà di frutta, verdura, cereali integrali, proteine magre e grassi sani nella tua dieta per garantire una vasta gamma di nutrienti e promuovere un'alimentazione ottimale. Gli alimenti ricchi di nutrienti possono aiutare a soddisfare le tue esigenze nutrizionali riducendo al minimo lo sforzo digestivo.

5. Lavora con un dietista registrato:

Consultarsi con un dietista o un nutrizionista registrato specializzato in salute dell'apparato digerente può fornire una guida personalizzata e supporto per adattare la dieta alle proprie esigenze specifiche. Un dietista può aiutarti a sviluppare un piano alimentare personalizzato, affrontare preoccupazioni e preferenze dietetiche e monitorare il tuo stato nutrizionale per garantire salute e benessere ottimali. Lavorare con un dietista ti consente di fare scelte dietetiche informate e raggiungere i tuoi obiettivi di salute.

6. Ascolta il tuo corpo:

Soprattutto, ascolta il tuo corpo e rispetta i suoi segnali e segnali riguardanti la fame, la pienezza e la soddisfazione. Presta attenzione al modo in cui cibi e modelli alimentari diversi influenzano la digestione, i livelli di energia e il benessere generale. Sintonizzandosi con le esigenze e le preferenze del tuo corpo, puoi fare scelte dietetiche che supportano la salute e la qualità della vita ottimali mentre vivi con l'EPI.

CAPITOLO 4

Convivere con l'insufficienza pancreatica esocrina (EPI) presenta sfide uniche quando si tratta di nutrizione e gestione della dieta. Questo capitolo esplora le strategie per affrontare la nutrizione con l'EPI, inclusa la pianificazione dei pasti, le modifiche della dieta, l'integrazione nutrizionale e gli aggiustamenti dello stile di vita per ottimizzare la salute dell'apparato digerente e il benessere generale.

Comprendere il ruolo della nutrizione:

La nutrizione svolge un ruolo fondamentale nella gestione dell'EPI e nel sostegno della salute e del benessere generale. Una dieta ben bilanciata fornisce nutrienti essenziali, supporta la funzione digestiva e aiuta a prevenire le complicazioni associate all'EPI, come malnutrizione, perdita di peso e sintomi gastrointestinali. Comprendendo il ruolo della nutrizione nella gestione dell'EPI, gli individui possono fare scelte dietetiche informate a sostegno della propria salute e qualità della vita.

Pianificazione dei pasti per l'EPI:

La pianificazione dei pasti è essenziale per le persone con EPI per garantire che ricevano un'alimentazione adeguata riducendo al minimo i disturbi digestivi. Concentrandosi su alimenti ricchi di nutrienti, controllo delle porzioni e tempistica dei pasti, gli individui possono ottimizzare la digestione, supportare l'assorbimento dei nutrienti e prevenire i sintomi associati all'EPI. Le strategie di pianificazione dei pasti possono includere pasti più piccoli e più frequenti, una composizione bilanciata dei piatti e la considerazione delle preferenze e delle tolleranze dietetiche individuali.

Modifiche dietetiche per l'EPI:

Potrebbero essere necessarie modifiche dietetiche per gli individui affetti da EPI per gestire i sintomi e supportare la salute dell'apparato digerente. Le modifiche dietetiche comuni per l'EPI possono includere la limitazione dei grassi alimentari, l'evitare gli alimenti trigger, l'incorporazione di alimenti ricchi di enzimi e l'enfasi sugli alimenti facilmente digeribili. Apportando modifiche dietetiche mirate, gli individui possono ridurre al minimo i sintomi e ottimizzare il loro apporto nutrizionale mentre vivono con l'EPI.

Integrazione nutrizionale:

L'integrazione nutrizionale svolge un ruolo cruciale nella gestione delle carenze nutrizionali legate all'EPI e nel sostegno della salute e del benessere generale. Gli individui affetti da EPI possono richiedere un'integrazione con enzimi digestivi, vitamine, minerali e altri nutrienti per soddisfare esigenze nutrizionali specifiche e prevenire complicazioni associate all'EPI. Lavorare con un operatore sanitario o un dietista può aiutare le persone a identificare gli integratori appropriati e ottimizzare il loro stato nutrizionale.

Aggiustamenti dello stile di vita:

Oltre alle modifiche e agli integratori dietetici, gli aggiustamenti dello stile di vita possono supportare ulteriormente la salute dell'apparato digerente e il benessere generale degli individui affetti da EPI. Gli aggiustamenti dello stile di vita possono includere tecniche di gestione dello stress, attività fisica regolare, adeguata idratazione ed evitare il fumo e il consumo eccessivo di alcol. Incorporando abitudini di vita sane nella loro routine quotidiana, gli individui possono aumentare l'efficacia del loro piano di gestione dell'EPI e migliorare la loro qualità di vita.

Cercare supporto e guida:

Orientarsi nella nutrizione con l'EPI può essere impegnativo, ma le persone non devono farlo da sole. Cercare supporto e guida da parte di operatori sanitari, dietisti, gruppi di supporto e comunità online può fornire preziose risorse, informazioni e incoraggiamento per la gestione dell'EPI e l'ottimizzazione della nutrizione. Costruendo una rete di supporto di professionisti sanitari e colleghi, le persone possono acquisire fiducia, conoscenza e responsabilizzazione nella gestione efficace della propria condizione.

Comprendere la terapia enzimatica sostitutiva (ERT)

La terapia enzimatica sostitutiva (ERT) è una pietra angolare del trattamento per i soggetti affetti da insufficienza pancreatica esocrina (EPI). Questa sezione esplora il ruolo dell'ERT nella gestione dell'EPI, il suo funzionamento, i metodi di somministrazione, le considerazioni sul dosaggio e i potenziali benefici ed effetti collaterali.

Ruolo della terapia enzimatica sostitutiva:

L'ERT è progettato per integrare gli enzimi pancreatici carenti negli individui con EPI, favorendo la digestione e l'assorbimento dei nutrienti dal cibo. Fornendo enzimi esogeni sotto forma di capsule o compresse orali, l'ERT aiuta a compensare l'insufficiente produzione di enzimi da parte del pancreas, migliorando così la funzione digestiva e alleviando i sintomi associati all'EPI.

Meccanismo di azione:

Gli enzimi pancreatici, come lipasi, proteasi e amilasi, svolgono un ruolo cruciale nella scomposizione di grassi, proteine e carboidrati nel tratto digestivo. Negli individui affetti da EPI, il pancreas non riesce a produrre una quantità adeguata di questi enzimi, con conseguente compromissione della digestione e malassorbimento dei nutrienti. Gli integratori ERT forniscono questi enzimi mancanti, facilitando la scomposizione dei nutrienti e promuovendo un assorbimento ottimale.

Metodi di somministrazione:

L'ERT viene tipicamente somministrata per via orale sotto forma di capsule o compresse con rivestimento enterico, progettate per resistere alla degradazione da parte degli acidi dello stomaco e rilasciare gli enzimi nell'ambiente alcalino dell'intestino tenue. Le capsule o compresse vengono assunte durante i pasti e gli spuntini in concomitanza con l'ingestione del cibo, consentendo agli enzimi di mescolarsi al bolo alimentare e facilitare la digestione.

Considerazioni sul dosaggio:

Il dosaggio dell'ERT è personalizzato in base a fattori quali la gravità dell'EPI, lo stato nutrizionale del paziente, l'assunzione alimentare e la risposta al trattamento. Gli operatori sanitari possono adattare il dosaggio dell'ERT in base ai sintomi, alla consistenza delle feci, ai marcatori nutrizionali e agli studi di imaging. È essenziale che le persone con EPI seguano le raccomandazioni del proprio medico riguardo al dosaggio e alla somministrazione dell'ERT per un'efficacia ottimale.

Vantaggi dell'ERT:

L'ERT offre numerosi vantaggi per le persone con EPI, tra cui una migliore digestione, un migliore assorbimento dei nutrienti, una riduzione dei sintomi gastrointestinali come gonfiore, gas e diarrea e la prevenzione di complicazioni correlate

all'EPI come malnutrizione e perdita di peso.
Affrontando la carenza enzimatica sottostante,
l'ERT aiuta le persone con EPI a mantenere
l'equilibrio nutrizionale e a migliorare la qualità
della vita.

Potenziali effetti collaterali:

Sebbene l'ERT sia generalmente ben tollerata,
alcuni individui possono manifestare effetti
collaterali come dolore addominale, gonfiore, gas,
nausea e diarrea, soprattutto durante la fase iniziale
del trattamento o con dosi più elevate. Questi effetti
collaterali sono generalmente lievi e transitori e
spesso possono essere gestiti aggiustando il
dosaggio della ERT o assumendo gli enzimi con
pasti diversi.

La terapia enzimatica sostitutiva (ERT) è una componente essenziale del trattamento per i soggetti affetti da insufficienza pancreatica esocrina (EPI), poiché fornisce enzimi pancreatici esogeni per supportare la digestione e l'assorbimento dei nutrienti. Comprendendo il ruolo, il meccanismo d'azione, i metodi di somministrazione, le considerazioni sul dosaggio, i benefici e i potenziali effetti collaterali dell'ERT, gli individui affetti da EPI possono gestire efficacemente la propria condizione e migliorare la salute dell'apparato digerente e il benessere generale.

Garantire tempi e dosaggi ottimali della terapia enzimatica sostitutiva (ERT) è fondamentale per gli individui affetti da insufficienza pancreatica esocrina (EPI) per massimizzarne l'efficacia e promuovere una digestione efficiente. Questa sezione esplora le strategie per ottimizzare l'uso degli enzimi durante i pasti e gli spuntini, compresi i tempi, il dosaggio e le considerazioni sui vari tipi di alimenti.

Tempi di somministrazione degli enzimi:

L'assunzione di integratori di enzimi pancreatici al momento giusto è essenziale per massimizzare la loro efficacia nel favorire la digestione. Idealmente, gli enzimi dovrebbero essere assunti subito prima o all'inizio dei pasti e degli spuntini per garantire che si mescolino al bolo alimentare e facilitino la digestione in tutto il tratto digestivo.

Sincronizzando la somministrazione degli enzimi con l'assunzione di cibo, gli individui possono migliorare l'assorbimento dei nutrienti e ridurre al minimo il disagio digestivo.

Considerazioni sul dosaggio:

Determinare il dosaggio appropriato degli enzimi pancreatici dipende da fattori quali la produzione di enzimi pancreatici dell'individuo, il contenuto di grassi del pasto o dello spuntino e la gravità dei sintomi dell'EPI. Gli operatori sanitari possono raccomandare di aggiustare il dosaggio degli enzimi in base a questi fattori per garantire una digestione e una gestione dei sintomi ottimali. È essenziale che le persone affette da EPI seguano le indicazioni del proprio medico riguardo al dosaggio e alla somministrazione degli enzimi per ottenere risultati ottimali.

Abbinamento del dosaggio degli enzimi alla composizione del pasto:

Adattare il dosaggio degli enzimi alla composizione dei pasti e degli spuntini può aiutare a ottimizzare la digestione e l'assorbimento dei nutrienti per gli individui affetti da EPI. I pasti ad alto contenuto di grassi possono richiedere un dosaggio più elevato di enzimi per garantire un'adeguata digestione dei grassi, mentre i pasti a basso contenuto di grassi possono richiedere un dosaggio inferiore. Abbinando il dosaggio degli enzimi alla composizione del pasto, gli individui possono ottimizzare la digestione e prevenire i sintomi associati al malassorbimento correlato all'EPI.

Considerazioni sui diversi tipi di alimenti:

Alcuni tipi di alimenti possono richiedere considerazioni speciali quando si tratta dell'uso degli enzimi e della digestione. Ad esempio, gli alimenti grassi possono richiedere un dosaggio più elevato di enzimi per facilitare la digestione dei grassi, mentre gli alimenti ricchi di fibre possono richiedere enzimi con proteasi aggiuntiva per scomporre le fibre di origine vegetale. Gli individui affetti da EPI dovrebbero collaborare con il proprio medico o dietista per determinare il dosaggio e la formulazione enzimatica appropriati per le loro esigenze e preferenze dietetiche.

Monitoraggio e regolazione:

Il monitoraggio regolare dei sintomi, della consistenza delle feci e dei marcatori nutrizionali può aiutare le persone con EPI a valutare l'efficacia della terapia sostitutiva enzimatica e ad apportare le modifiche necessarie per ottimizzare la digestione e la gestione dei sintomi. Gli operatori sanitari possono raccomandare valutazioni periodiche e aggiustamenti del dosaggio degli enzimi in base alla risposta individuale al trattamento e ai cambiamenti nell'assunzione dietetica o nei sintomi.

Conclusione:

Ottimizzare l'uso degli enzimi con pasti e spuntini è essenziale per le persone con insufficienza pancreatica esocrina (EPI) per massimizzare l'efficacia della terapia sostitutiva enzimatica (ERT) e promuovere una digestione efficiente. Cronometrando la somministrazione degli enzimi, regolando il dosaggio in base alla composizione del pasto e monitorando i sintomi, gli individui affetti da EPI possono ottimizzare la salute dell'apparato digerente e il benessere generale.

Oltre alla terapia enzimatica sostitutiva (ERT), gli individui affetti da insufficienza pancreatica esocrina (EPI) possono beneficiare di integratori alimentari per soddisfare esigenze nutrizionali specifiche, supportare la funzione digestiva e ottimizzare la salute e il benessere generale. Questa sezione esplora gli integratori alimentari più comuni utilizzati nella gestione dell'EPI, i loro ruoli, benefici e considerazioni sull'uso.

1. Vitamine liposolubili:

Il malassorbimento dei grassi è una complicanza comune dell'EPI, che porta a carenze di vitamine liposolubili come vitamina A, D, E e K. L'integrazione con vitamine liposolubili può aiutare a prevenire carenze e supportare vari processi fisiologici, tra cui la funzione immunitaria, la crescita ossea salute, vista e coagulazione del sangue. Gli operatori sanitari possono raccomandare un'integrazione vitaminica in base alle esigenze nutrizionali individuali e ai risultati degli esami del sangue.

2. Vitamine idrosolubili:

Oltre alle vitamine liposolubili, gli individui affetti da EPI possono anche essere a rischio di carenze di vitamine idrosolubili, come la vitamina B12 e il folato. L'integrazione con vitamine idrosolubili può aiutare a colmare le carenze e supportare il metabolismo energetico, la funzione nervosa, la produzione di globuli rossi e la sintesi del DNA. Gli operatori sanitari possono prescrivere integratori vitaminici in base allo stato nutrizionale individuale e all'apporto alimentare.

3. Minerali:

Il malassorbimento correlato all'EPI può anche portare a carenze di minerali essenziali, come calcio, magnesio e zinco, che sono importanti per la salute delle ossa, la funzione muscolare e il supporto immunitario. L'integrazione con minerali può aiutare a mantenere livelli minerali ottimali e prevenire carenze negli individui con EPI. Gli operatori sanitari possono raccomandare integratori minerali in base alle esigenze nutrizionali individuali e ai risultati degli esami del sangue.

4. Enzimi digestivi:

Sebbene la terapia enzimatica sostitutiva (ERT) sia il trattamento principale per l'EPI, alcuni individui possono trarre beneficio da ulteriori integratori di enzimi digestivi per supportare la digestione e alleviare i sintomi. Enzimi supplementari contenenti lipasi, proteasi e amilasi possono aiutare a scomporre ulteriormente i nutrienti dal cibo e favorire un assorbimento ottimale. Gli operatori sanitari possono raccomandare integratori di enzimi digestivi in base ai sintomi individuali e alla risposta al trattamento.

5. Probiotici:

I probiotici sono batteri benefici che supportano la salute dell'apparato digerente promuovendo un sano equilibrio della microflora intestinale e migliorando la funzione immunitaria. Gli individui con EPI possono manifestare alterazioni del microbiota intestinale a causa di malassorbimento e disturbi digestivi. L'integrazione con probiotici può aiutare a ripristinare la salute dell'intestino e ad alleviare sintomi come gonfiore, gas e diarrea. Gli operatori sanitari possono raccomandare ceppi e formulazioni probiotici specifici in base alle esigenze e ai sintomi individuali.

6. Acidi grassi Omega-3:

Gli acidi grassi Omega-3, presenti nel pesce grasso, nei semi di lino e nelle noci, hanno proprietà antinfiammatorie e possono aiutare a ridurre l'infiammazione e migliorare la salute dell'apparato digerente nei soggetti affetti da EPI. L'integrazione con acidi grassi omega-3 può supportare la salute cardiovascolare, ridurre l'infiammazione del tratto digestivo e promuovere il benessere generale. Gli operatori sanitari possono raccomandare integratori di omega-3 come parte di un piano di gestione EPI completo.

Gli integratori alimentari svolgono un ruolo prezioso nel sostenere la salute dell'apparato digerente, affrontare le carenze nutrizionali e ottimizzare il benessere generale per le persone con insufficienza pancreatica esocrina (EPI). Esplorando l'uso di integratori alimentari sotto la guida degli operatori sanitari, gli individui affetti da EPI possono migliorare il proprio stato nutrizionale, gestire i sintomi e migliorare la qualità della vita.

CAPITOLO 5

Questo capitolo funge da guida pratica per le persone affette da insufficienza pancreatica esocrina (EPI) per soddisfare le proprie esigenze dietetiche con ricette e piani pasto deliziosi e nutrienti. Dalla colazione alla cena, dagli spuntini ai dessert, ogni ricetta è realizzata con cura per non danneggiare il sistema digestivo fornendo allo stesso tempo nutrienti e sapori essenziali per sostenere il benessere generale.

Introduzione al ricettario EPI:

L'EPI Cookbook è molto più di una semplice raccolta di ricette; è una risorsa progettata per consentire alle persone con EPI di gustare pasti deliziosi e soddisfacenti gestendo al contempo la propria condizione in modo efficace. Che tu abbia una diagnosi recente o un guerriero EPI esperto, queste ricette e piani pasto sono adattati alle tue esigenze e preferenze dietetiche.

Navigare nella dieta EPI:

Prima di immergersi nelle ricette e nei programmi dei pasti, è essenziale comprendere i principi della dieta EPI e come adattarli alle proprie esigenze individuali. Dalla scelta di ingredienti compatibili con gli enzimi al bilanciamento dei macronutrienti, questa sezione fornisce indicazioni su come affrontare la dieta EPI con sicurezza e creatività.

Ricette essenziali per la gestione dell'EPI:

Esplora una varietà di ricette essenziali progettate specificamente per le persone con EPI, tra cui:

1. **Colazioni amiche degli enzimi:** Inizia la giornata nel modo giusto con opzioni per la colazione deliziose e nutrienti che non affaticano il sistema digestivo, come fiocchi d'avena, frullati e uova strapazzate con pane tostato.

2. **Zuppe e stufati curativi per l'intestino:** Riscaldati con zuppe e stufati confortanti ricchi di sapore e sostanze nutritive, come la zuppa di noodle al pollo, il brodo vegetale e lo stufato di lenticchie.

3. **Starter amici degli enzimi:** Goditi antipasti soddisfacenti e delicati per il sistema digestivo, come pollo al forno, pesce alla griglia, tofu saltato in padella e insalata di quinoa.

4. **Lati amici degli enzimi:** Completa i tuoi pasti con contorni saporiti che supportano la

digestione e forniscono nutrienti essenziali,
come verdure arrostite, riso al vapore e purè
di patate.

5. **Spuntini e dolcetti salutari:** Concedetevi
snack e dolcetti nutrienti che soddisfano
l'appetito senza compromettere la salute
dell'apparato digerente, come frullati di frutta,
semifreddi allo yogurt e palline energetiche
fatte in casa.

Piani pasto per il benessere EPI:

Oltre alle singole ricette, questo capitolo include
esempi di piani pasto pensati per aiutarti a
pianificare i pasti e gli spuntini per la settimana
successiva. Ogni piano alimentare è attentamente
curato per fornire un'alimentazione equilibrata,
varietà e flessibilità, soddisfacendo al tempo stesso
le esigenze dietetiche degli individui affetti da EPI.

Consigli e tecniche di cottura:

Migliora le tue abilità culinarie con consigli e tecniche di cucina studiati appositamente per le persone con EPI. Scopri come modificare le ricette per renderle più adatte agli enzimi, scegliere metodi di cottura che supportino la digestione e sperimentare combinazioni di sapori per creare pasti deliziosi e nutrienti.

Conclusione:

Il ricettario EPI è la tua risorsa di riferimento per ricette e piani pasto deliziosi e nutrienti progettati per supportare la salute dell'apparato digerente e il benessere generale. Incorporando nei tuoi pasti ingredienti compatibili con gli enzimi, un'alimentazione equilibrata e tecniche di cucina creative, puoi goderti una dieta diversificata e soddisfacente gestendo al contempo il tuo EPI in modo efficace.

Iniziare la giornata con una colazione nutriente e ricca di enzimi dà il tono per una digestione ottimale e un benessere generale. Questa sezione offre una varietà di ricette per la colazione progettate per non danneggiare il sistema digestivo fornendo al contempo nutrienti ed energia essenziali per iniziare la giornata.

1. Farina d'avena con frutti di bosco e mandorle:

- **ingredienti**:

  - Fiocchi d'avena

  - Latte di mandorla

  - Frutti di bosco freschi (ad es. fragole, mirtilli, lamponi)

  - Mandorle affettate

  - Miele o sciroppo d'acero (facoltativo)

- **<u>Istruzioni:</u>**

    - Cuocere i fiocchi d'avena secondo le istruzioni sulla confezione con latte di mandorle per aggiungere cremosità.

    - Completare con frutti di bosco freschi e mandorle a fette per aggiungere sapore e consistenza.

    - Se lo si desidera, condire con miele o sciroppo d'acero per dolcezza.

2. Parfait allo yogurt con muesli e frutta:

- **<u>ingredienti</u>:**

    - Yogurt greco (o alternativa senza latticini)

    - Granola (cerca opzioni a basso contenuto di grassi e a basso contenuto di zuccheri)

- Frutta fresca (ad es. banane, kiwi, ananas)

- Miele o sciroppo d'agave (facoltativo)

- **<u>Istruzioni</u>**:

  - Metti a strati lo yogurt greco, il muesli e la frutta fresca in un bicchiere o una ciotola da semifreddo.

  - Ripetere gli strati fino a riempire il bicchiere.

  - Se lo si desidera, condire con miele o sciroppo d'agave per aggiungere dolcezza.

3. Uova strapazzate con spinaci e feta:

- **<u>Ingredienti:</u>**

  - Uova

  - Foglie di spinaci freschi

- Formaggio feta sbriciolato

- Olio d'oliva o burro

- **<u>Istruzioni:</u>**

    - In una padella, scaldare l'olio d'oliva o il burro a fuoco medio.

    - Aggiungere le foglie di spinaci fresche e cuocere fino ad appassimento.

    - Sbattere le uova in una ciotola e versarle nella padella sopra gli spinaci.

    - Cuocere, mescolando di tanto in tanto, fino a quando le uova saranno strapazzate e cotte.

    - Cospargere con feta sbriciolata prima di servire.

4. Frullato con banana e burro di arachidi:

- **<u>Ingredienti:</u>**

    - Banane mature

    - Burro di arachidi (o burro di mandorle per un'opzione senza noci)

    - Latte di mandorle (o alternativa senza latticini)

    - Foglie di spinaci (opzionali per verdure aggiunte)

- **<u>Istruzioni:</u>**

    - Frulla le banane mature, il burro di arachidi, il latte di mandorle e le foglie di spinaci (se utilizzate) fino a ottenere un composto liscio e cremoso.

- Versare in un bicchiere e gustare come un frullato rinfrescante e ricco di sostanze nutritive per la colazione.

5. Toast con avocado e pomodoro:

- <u>**Ingredienti:**</u>

  - Pane integrale (o pane senza glutine per un'opzione senza glutine)

  - Avocado maturo

  - Pomodoro a fette

  - Sale marino e pepe nero

- ### **<u>Istruzioni:</u>**

    - Tostare il pane integrale fino a doratura.

    - Schiaccia l'avocado maturo sul pane tostato e distribuiscilo uniformemente.

    - Completare con il pomodoro a fette e condire con sale marino e pepe nero a piacere.

Conclusione:

Queste ricette per la colazione a base di enzimi sono progettate per fornire nutrimento, energia e facilità digestiva alle persone con insufficienza pancreatica esocrina (EPI). Incorporando ingredienti ricchi di nutrienti e combinazioni saporite nella tua routine mattutina, puoi iniziare la giornata con il piede giusto e favorire una salute digestiva ottimale.

Pranzi per alimentare la tua giornata

I pasti di mezzogiorno dovrebbero fornire energia e nutrimento sostenuti per sostenerti durante il resto della giornata. Questa sezione offre una varietà di ricette per il pranzo pensate per essere soddisfacenti e delicate sul sistema digestivo, assicurandoti di rimanere pieno e concentrato fino all'ora di cena.

1. Insalata di quinoa con verdure arrostite:

- **Ingredienti:**

  - Quinoa

  - Verdure assortite (ad es. peperoni, zucchine, pomodorini)

  - Olio d'oliva

  - Aceto balsamico

  - Erbe fresche (ad es. Prezzemolo, basilico)

- **<u>Istruzioni:</u>**

  - Cuocere la quinoa secondo le istruzioni sulla confezione e mettere da parte a raffreddare.

  - Tagliare le verdure assortite a pezzetti e condirle con olio d'oliva.

  - Arrostire le verdure al forno finché saranno tenere e leggermente caramellate.

  - In una grande ciotola, unisci la quinoa cotta, le verdure arrostite, l'aceto balsamico e le erbe fresche.

  - Mescola delicatamente per unire e servire come un'insalata nutriente e soddisfacente.

2. Wrap di pollo alla griglia con hummus e verdure:

- **<u>Ingredienti:</u>**

  - Petto di pollo alla griglia, affettato

  - Wrap di cereali integrali (o wrap senza glutine per un'opzione senza glutine)

  - hummus

  - Verdure miste (ad esempio spinaci, rucola)

  - Cetriolo e pomodoro affettati

- **<u>Istruzioni:</u>**

  - Appiattire un wrap di cereali integrali e spalmare sopra uno strato generoso di hummus.

- Metti uno strato di petto di pollo grigliato a fette, verdure miste, cetriolo a fette e pomodoro sopra l'hummus.

- Arrotolare la pellicola ben stretta, tagliarla a metà e gustarla come un'opzione per pranzo soddisfacente e ricca di proteine.

3. Zuppa di lenticchie con spinaci e carote:

- **<u>Ingredienti:</u>**

  - Lenticchie secche

  - Cipolla a cubetti

  - Carote a dadini

  - Foglie di spinaci freschi

  - Brodo vegetale

  - aglio, tritato

- **<u>Istruzioni:</u>**

  - In una pentola capiente, fate rosolare la cipolla tagliata a dadini e l'aglio tritato finché non diventa fragrante.

  - Aggiungete nella pentola le carote tagliate a dadini e le lenticchie secche, insieme al brodo vegetale.

  - Cuocere a fuoco lento fino a quando le lenticchie saranno tenere e la zuppa si sarà addensata.

  - Mescolare le foglie di spinaci fresche appena prima di servire e condire con sale e pepe a piacere.

4. Tofu saltato in padella con riso integrale:

- **<u>Ingredienti:</u>**

  - Tofu extra-duro, tagliato a cubetti

- Verdure assortite (ad es. peperoni, broccoli, piselli dolci)

- Salsa di soia (o tamari per un'opzione senza glutine)

- olio di sesamo

- Riso integrale cotto

- **<u>Istruzioni:</u>**

  - In una padella capiente o in un wok, scaldare l'olio di sesamo a fuoco medio-alto.

  - Aggiungere il tofu tagliato a cubetti nella padella e cuocere fino a doratura su tutti i lati.

  - Aggiungi le verdure assortite nella padella e friggi fino a renderle morbide.

- Condire con salsa di soia o tamari e mescolare per ricoprire.

- Servi il tofu saltato in padella sul riso integrale cotto per un pranzo soddisfacente e nutriente.

5. Insalata di quinoa e fagioli neri con salsa di avocado:

- **<u>Ingredienti:</u>**

  - Quinoa cotto

  - Fagioli neri, scolati e sciacquati

  - Avocado maturo

  - Succo di lime

  - Coriandolo

- **<u>Istruzioni:</u>**

  - In una grande ciotola, unisci la quinoa cotta e i fagioli neri.

- Schiaccia l'avocado maturo con il succo di lime e il coriandolo tritato per creare un condimento cremoso.

- Condisci l'insalata di quinoa e fagioli neri con il condimento di avocado fino a quando non sarà ben ricoperta.

- Servire freddo o a temperatura ambiente come opzione per un'insalata saporita e ricca di proteine.

Queste ricette per il pranzo sono progettate per fornire energia, nutrimento e soddisfazione prolungati alle persone con insufficienza pancreatica esocrina (EPI). Incorporando ingredienti ricchi di nutrienti e combinazioni saporite nei tuoi pasti di mezzogiorno, puoi alimentare la tua giornata e favorire una salute digestiva ottimale.

I pasti serali dovrebbero essere soddisfacenti e confortanti pur rimanendo delicati sul sistema digestivo. Questa sezione offre una varietà di ricette per la cena progettate per essere saporite, nutrienti e facili da digerire, garantendo un'esperienza culinaria deliziosa per le persone con insufficienza pancreatica esocrina (EPI).

1. Salmone al forno con limone ed erbe aromatiche:

- **Ingredienti:**

  - Filetti di salmone

  - Fette di limone fresco

  - Erbe fresche (ad esempio aneto, prezzemolo)

  - Olio d'oliva

- **<u>Istruzioni:</u>**

  - Preriscaldare il forno a 190°C (375°F) e rivestire una teglia con carta da forno.

  - Disporre i filetti di salmone sulla teglia preparata e condire con olio d'oliva.

  - Condire con fette di limone fresco ed erbe aromatiche tritate.

  - Cuocere nel forno preriscaldato per 15-20 minuti, o fino a quando il salmone sarà completamente cotto e si sfalderà facilmente con una forchetta.

2. Verdure saltate in padella con tofu:

- **<u>Ingredienti:</u>**

  - Tofu extra-duro, tagliato a cubetti

  - Verdure assortite (ad es. peperoni, broccoli, carote)

- Salsa di soia (o tamari per un'opzione senza glutine)

- olio di sesamo

- **<u>Istruzioni:</u>**

  - In una padella capiente o in un wok, scaldare l'olio di sesamo a fuoco medio-alto.

  - Aggiungere il tofu tagliato a cubetti nella padella e cuocere fino a doratura su tutti i lati.

  - Aggiungi le verdure assortite nella padella e friggi fino a renderle morbide.

  - Condire con salsa di soia o tamari e mescolare per ricoprire.

  - Servi le verdure saltate in padella su riso integrale cotto o quinoa per una cena soddisfacente e nutriente.

3. Polpette di tacchino con salsa marinara:

- **<u>Ingredienti:</u>**

  - Tacchino ruspante

  - Pangrattato (o pangrattato senza glutine per un'opzione senza glutine)

  - Uovo

  - condimento italiano

  - Salsa marinara (cerca opzioni a basso contenuto di grassi e a basso contenuto di zuccheri)

- **<u>Istruzioni:</u>**

  - In una terrina, unisci il tacchino macinato, il pangrattato, l'uovo e il condimento italiano.

- Con il composto formare delle polpette e disporle su una teglia rivestita con carta da forno.

- Cuocere in forno preriscaldato a 190°C per 20-25 minuti o fino a quando le polpette saranno cotte.

- Servire le polpette di tacchino con salsa marinara su pasta integrale cotta o tagliatelle di zucchine.

4. Curry di verdure con ceci:

- **<u>Ingredienti:</u>**

  - Ceci scolati e sciacquati

  - Verdure assortite (ad es. Cavolfiore, peperoni, piselli)

  - Curry in polvere

  - Latte di cocco

- **Istruzioni:**

  - In una pentola capiente, unisci i ceci, le verdure assortite, il curry in polvere e il latte di cocco.

  - Cuocere a fuoco medio fino a quando le verdure saranno tenere e il curry fragrante.

  - Servi il curry di verdure su riso integrale cotto o quinoa per una cena saporita e soddisfacente.

5. Insalata di pollo alla griglia con salsa di avocado:

- **Ingredienti:**

  - Petto di pollo alla griglia, affettato

  - Insalata mista (ad esempio spinaci, rucola, lattuga romana)

* Pomodorini, tagliati a metà

* Cetriolo affettato

* Avocado

* **<u>Istruzioni:</u>**

  * Disporre l'insalata mista, i pomodorini e il cetriolo a fette su un piatto da portata.

  * Completare con fette di petto di pollo grigliato e avocado a fette.

  * Condire con salsa di avocado o con la vostra vinaigrette preferita.

Queste ricette per la cena sono progettate per fornire opzioni saporite, nutrienti e facili da digerire per le persone con insufficienza pancreatica esocrina (EPI). Incorporando ingredienti genuini e semplici tecniche di cottura, puoi gustare pasti deliziosi e soddisfacenti, favorendo al contempo una salute digestiva ottimale.

Fare spuntini può essere un modo delizioso per soddisfare l'appetito e mantenere alti i livelli di energia durante il giorno. Questa sezione offre una varietà di ricette di snack e dolcetti progettate per essere deliziose e delicate sul sistema digestivo, assicurandoti di poterti concedere senza disagio.

1. Palline energetiche con frutta e noci:

- **Ingredienti:**

  - Datteri Medjool snocciolati

  - mandorle

  - Fiocchi d'avena

  - Cocco grattugiato non zuccherato

  - Polvere di cacao

- **<u>Istruzioni:</u>**

  - In un robot da cucina, unisci datteri snocciolati, mandorle, fiocchi d'avena, cocco grattugiato e cacao in polvere.

  - Frullare fino a quando il composto si unirà e formerà un impasto appiccicoso.

  - Formate delle piccole palline con il composto e disponetele su una teglia rivestita con carta da forno.

  - Conservare in frigorifero per almeno 30 minuti affinché si rassodi prima di servire.

2. Parfait allo yogurt greco con frutti di bosco:

- **<u>Ingredienti:</u>**

  - Yogurt greco (o alternativa senza latticini)

- Frutti di bosco freschi (ad es. fragole, mirtilli, lamponi)

- muesli

- **<u>Istruzioni:</u>**

  - Metti a strati lo yogurt greco, i frutti di bosco freschi e il muesli in un bicchiere o una ciotola da semifreddo.

  - Ripetere gli strati fino a riempire il bicchiere.

  - Servire freddo come spuntino o dessert soddisfacente e ricco di proteine.

3. Hummus e crudité di verdure:

- **<u>Ingredienti:</u>**

  - hummus

  - Verdure crude assortite (ad es. carote, cetrioli, peperoni)

- **Istruzioni:**

  - Tagliate le verdure crude a pezzetti e disponetele su un piatto da portata.

  - Servire con hummus da immersione per uno spuntino croccante e soddisfacente.

4. Frullato di banane e burro di arachidi:

- **Ingredienti:**

  - Banane mature

  - Burro di arachidi (o burro di mandorle per un'opzione senza noci)

  - Latte di mandorle (o alternativa senza latticini)

  - Cubetti di ghiaccio

- **Istruzioni:**

  - Frulla banane mature, burro di arachidi, latte di mandorle e cubetti di ghiaccio

130

fino a ottenere un composto liscio e
cremoso.

- Versare in un bicchiere e gustare come
  spuntino o dessert rinfrescante e
  soddisfacente.

5. Torta di riso con avocado e pomodoro:

- **<u>Ingredienti:</u>**

  - Gallette di riso (o gallette di riso senza
    glutine per un'opzione senza glutine)

  - Avocado maturo

  - Pomodoro a fette

  - Sale marino e pepe nero

- **<u>Istruzioni</u>:**

  - Distribuire l'avocado maturo sulle torte
    di riso e guarnire con il pomodoro a
    fette.

- Condire con sale marino e pepe nero a piacere per uno spuntino croccante e saporito.

Conclusione:

Queste ricette di spuntini e dolcetti offrono una varietà di opzioni per soddisfare l'appetito e mantenere alti i livelli di energia durante il giorno per le persone con insufficienza pancreatica esocrina (EPI). Incorporando ingredienti ricchi di nutrienti e sapori genuini nei tuoi snack e dolcetti, puoi concederti senza disagio e favorire una salute digestiva ottimale.

Esempi di piani pasto per diverse preferenze dietetiche

La pianificazione dei pasti può semplificare il processo di alimentazione corretta e di gestione dell'insufficienza pancreatica esocrina (EPI). Questa sezione offre una varietà di esempi di piani pasto adattati alle diverse preferenze dietetiche, garantendo che ci sia qualcosa per tutti i gusti e al tempo stesso supportando una salute digestiva ottimale.

1. Piano alimentare equilibrato:

- Colazione: farina d'avena con frutti di bosco e mandorle

- Pranzo: involtino di pollo alla griglia con hummus e verdure

- Cena: salmone al forno con limone ed erbe aromatiche

- Spuntino: semifreddo allo yogurt greco con frutti di bosco

2. Piano alimentare a base vegetale:

- Colazione: frullato con banana e burro di arachidi

- Pranzo: verdure saltate in padella con tofu

- Cena: curry di verdure con ceci

- Spuntino: Hummus e Crudité di verdure

3. Piano alimentare senza glutine:

- Colazione: uova strapazzate con spinaci e feta

- Pranzo: polpette di tacchino con salsa marinara

- Cena: insalata di pollo alla griglia con salsa di avocado

- Spuntino: torta di riso con avocado e pomodoro

4. Piano alimentare ad alto contenuto proteico:

- Colazione: semifreddo allo yogurt greco con muesli e frutta

- Pranzo: zuppa di lenticchie con spinaci e carote

- Cena: polpette di tacchino con salsa marinara

- Snack: palline energetiche con frutta e noci

5. Piano alimentare a basso contenuto di carboidrati:

- Colazione: uova strapazzate con spinaci e feta

- Pranzo: insalata di pollo alla griglia con salsa di avocado

- Cena: salmone al forno con limone ed erbe aromatiche

- Spuntino: semifreddo allo yogurt greco con frutti di bosco

Conclusione:

Questi esempi di piani pasto offrono una varietà di opzioni per soddisfare le diverse preferenze dietetiche, supportando al tempo stesso una salute digestiva ottimale per le persone con insufficienza pancreatica esocrina (EPI). Che tu preferisca pasti bilanciati, a base vegetale, senza glutine, ad alto contenuto proteico o a basso contenuto di carboidrati, ci sono opzioni deliziose e soddisfacenti da gustare mentre gestisci l'EPI.

CAPITOLO 6

Vivere bene con l'insufficienza pancreatica esocrina (EPI) implica molto più che semplici aggiustamenti dietetici. Questo capitolo esplora varie strategie di stile di vita e consigli pratici per migliorare il benessere generale e gestire efficacemente l'EPI su base quotidiana.

1. Gestione dello stress:

- Esplora tecniche di riduzione dello stress come la meditazione, esercizi di respirazione profonda, yoga o tai chi per aiutare a gestire i livelli di stress, poiché lo stress può esacerbare i sintomi digestivi associati all'EPI.

2. Attività fisica:

- Incorpora un'attività fisica regolare nella tua routine, come camminare, fare jogging, andare in bicicletta o nuotare, per sostenere la salute dell'apparato digerente e il benessere generale. Obiettivo per almeno 30 minuti di esercizio fisico di intensità moderata quasi tutti i giorni della settimana.

3. Idratazione:

- Mantieniti idratato bevendo una quantità adeguata di acqua durante il giorno. Cerca di bere almeno 8-10 bicchieri d'acqua al giorno per supportare la digestione e prevenire la disidratazione, che può peggiorare i sintomi gastrointestinali.

4. Smettere di fumare:

- Se fumi, considera di smettere di fumare, poiché il fumo può peggiorare i sintomi dell'EPI e aumentare il rischio di complicanze pancreatiche. Chiedi supporto agli operatori sanitari o ai programmi per smettere di fumare per aiutarti a smettere con successo.

5. Moderazione dell'alcol:

- Limitare il consumo di alcol, poiché un consumo eccessivo di alcol può compromettere la funzione pancreatica ed esacerbare i sintomi dell'EPI. Se scegli di bere alcolici, fallo con moderazione ed evita di bere in modo eccessivo.

6. Gestione dei farmaci:

- Assumi i farmaci prescritti come indicato dal tuo medico, inclusa la terapia sostitutiva degli enzimi pancreatici (ERT) e qualsiasi altro farmaco prescritto per la gestione dell'EPI o delle condizioni correlate.

7. Monitoraggio regolare:

- Rimani proattivo nel monitorare i tuoi sintomi e nel cercare appuntamenti di follow-up regolari con il tuo medico per valutare la tua condizione, adattare il trattamento secondo necessità e rispondere a qualsiasi dubbio o domanda che potresti avere.

Conclusione:

Incorporando queste strategie di stile di vita e consigli pratici nella tua routine quotidiana, puoi gestire efficacemente l'insufficienza pancreatica esocrina (EPI) e migliorare la qualità della tua vita complessiva. Ricorda che la gestione dell'EPI è uno sforzo olistico che coinvolge non solo aggiustamenti dietetici ma anche modifiche dello stile di vita e pratiche proattive di auto-cura.

I sintomi digestivi associati all'insufficienza pancreatica esocrina (EPI) possono variare in gravità e avere un impatto sulla vita quotidiana. Questa sezione fornisce suggerimenti pratici e strategie per gestire in modo efficace i sintomi digestivi comuni.

1. Dolore e disagio addominale:

- Applicare la terapia del calore, come una piastra elettrica o un impacco caldo, sull'addome per alleviare il disagio e rilassare i muscoli tesi.

- Pratica tecniche di massaggio addominale delicato per favorire la digestione e alleviare il gonfiore o i crampi addominali.

2. Gonfiore e gas:

- Identificare ed evitare gli alimenti scatenanti che tendono ad esacerbare gonfiore e gas, come cibi ricchi di grassi o fritti, bevande gassate e alcuni tipi di verdure.

- Sperimenta farmaci da banco per alleviare il gas, come il simeticone, per alleviare i sintomi di gonfiore e gas.

3. Diarrea:

- Aumentare gradualmente l'assunzione di fibre alimentari per aiutare a regolare i movimenti intestinali e prevenire la diarrea. Optare per fonti di fibre solubili, come avena, orzo e buccia di psillio, che sono più delicate sul sistema digestivo.

- Mantieniti idratato bevendo molta acqua durante il giorno per reintegrare i liquidi persi

144

a causa della diarrea e prevenire la
disidratazione.

4. Stitichezza:

- Aumentare l'assunzione di liquidi e
  consumare cibi ricchi di fibre, come frutta,
  verdura, cereali integrali e legumi, per
  favorire movimenti intestinali regolari e
  prevenire la stitichezza.

- Impegnarsi in un'attività fisica regolare per
  stimolare la motilità intestinale e incoraggiare
  la regolarità.

5. Nausea e vomito:

- Consumare pasti piccoli e frequenti durante la
  giornata anziché pasti abbondanti e pesanti
  per gestire la nausea e prevenire il vomito.

- Mantieniti idratato sorseggiando liquidi
  chiari, come acqua, tè allo zenzero o bevande

reintegranti gli elettroliti, per prevenire la disidratazione associata al vomito.

6. Carenze nutrizionali:

- Collaborare con un dietista o un operatore sanitario registrato per identificare e affrontare potenziali carenze nutrizionali associate all'EPI, come vitamine liposolubili (A, D, E, K), ferro, calcio e magnesio.

- Considera l'idea di incorporare alimenti ricchi di nutrienti e integratori alimentari nella tua routine quotidiana per garantire un adeguato apporto di nutrienti e sostenere la salute generale.

Conclusione:

La gestione dei sintomi digestivi associati all'insufficienza pancreatica esocrina (EPI) richiede un approccio globale che affronti i singoli sintomi e i fattori scatenanti. Implementando consigli pratici e strategie su misura per le tue esigenze specifiche, puoi gestire efficacemente i sintomi digestivi e migliorare la qualità generale della tua vita.

Trovare il giusto equilibrio tra attività fisica e riposo è essenziale per gestire l'insufficienza pancreatica esocrina (EPI) e sostenere il benessere generale. Questa sezione fornisce indicazioni su come trovare un equilibrio tra rimanere attivi e consentire al corpo di riposare e recuperare secondo necessità.

1. Ascolta il tuo corpo:

- Presta attenzione a come il tuo corpo risponde all'attività fisica e adatta la tua routine di conseguenza. Se avverti stanchezza, dolore o disagio, potrebbe essere un segno che hai bisogno di riposare e permettere al tuo corpo di riprendersi.

2. Dare priorità al riposo e al recupero:

- Incorpora giorni di riposo nel tuo programma settimanale per dare al tuo corpo il tempo di riprendersi dall'attività fisica e prevenire lo sforzo eccessivo. Sfrutta i giorni di riposo per dedicarti ad attività delicate come camminare, fare stretching o yoga per favorire il rilassamento e il recupero.

3. Aumentare gradualmente i livelli di attività:

- Aumentare gradualmente l'intensità e la durata dell'attività fisica nel tempo per sviluppare resistenza e forza riducendo al minimo il rischio di infortuni o affaticamento. Inizia con attività a basso impatto e passa gradualmente ad esercizi più impegnativi man mano che il tuo livello di forma fisica migliora.

4. Pratica il movimento consapevole:

- Impegnati in attività che promuovono la consapevolezza e la consapevolezza del corpo, come lo yoga, il tai chi o il pilates. Queste pratiche possono aiutare a migliorare la flessibilità, l'equilibrio e la coordinazione, favorendo al tempo stesso un senso di rilassamento e benessere.

5. Incorporare la varietà:

- Mantieni diversificata la tua routine di allenamento incorporando una varietà di attività mirate a diversi gruppi muscolari e sistemi energetici. Ciò può aiutare a prevenire la noia, ridurre il rischio di infortuni da uso eccessivo e promuovere la forma fisica e il benessere generale.

6. Ascolta il tuo operatore sanitario:

- Consulta il tuo medico prima di iniziare qualsiasi nuovo programma di esercizi, soprattutto se hai condizioni di salute o preoccupazioni di base. Il tuo operatore sanitario può fornire consigli e indicazioni personalizzate in base alle tue esigenze e circostanze individuali.

Conclusione:

Bilanciare l'attività fisica e il riposo è fondamentale per gestire l'insufficienza pancreatica esocrina (EPI) e promuovere la salute e il benessere generale. Ascoltando il tuo corpo, dando priorità al riposo e al recupero, aumentando gradualmente i livelli di attività, praticando movimenti consapevoli, incorporando varietà e consultando il tuo medico, puoi trovare il giusto equilibrio e supportare una salute ottimale con l'EPI.

151

Affrontare le sfide emotive

Convivere con l'insufficienza pancreatica esocrina (EPI) può presentare varie sfide emotive, tra cui frustrazione, ansia e stress. Questa sezione fornisce strategie per affrontare queste sfide emotive e promuovere la resilienza di fronte alle avversità.

1. Cerca supporto:

- Rivolgiti ad amici, familiari o gruppi di supporto che possano offrire comprensione, empatia e incoraggiamento nei momenti difficili. Condividere le tue esperienze con altri che possono relazionarsi può aiutare ad alleviare i sentimenti di isolamento e fornire un senso di appartenenza.

2. Pratica l'autocompassione:

- Sii gentile e gentile con te stesso, soprattutto durante i momenti di frustrazione o battuta d'arresto. Riconosci che gestire l'EPI è un viaggio e va bene avere giorni buoni e giorni brutti. Tratta te stesso con la stessa compassione e comprensione che offriresti a una persona cara che affronta sfide simili.

3. Coltivare la resilienza:

- Concentrarsi sullo sviluppo della resilienza adottando una mentalità positiva e riformulando le sfide come opportunità di crescita e apprendimento. Pratica la gratitudine, l'ottimismo e l'accettazione per coltivare la resilienza e l'adattabilità di fronte alle avversità.

4. Impegnarsi in attività antistress:

- Esplora attività antistress che aiutano a promuovere il rilassamento e il benessere emotivo, come la meditazione, esercizi di respirazione profonda, tenere un diario o trascorrere del tempo nella natura. Trova attività che risuonano con te e incorporale nella tua routine quotidiana per aiutarti a gestire lo stress e l'ansia.

5. Dare priorità alla cura di sé:

- Rendi la cura di te stesso una priorità impegnandoti in attività che nutrono il tuo corpo, la tua mente e la tua anima. Ciò può includere dormire adeguatamente, mangiare cibi nutrienti, rimanere fisicamente attivi, dedicarsi a hobby o interessi e stabilire dei limiti per proteggere il proprio benessere emotivo.

6. Cerca aiuto professionale se necessario:

- Se hai difficoltà ad affrontare le sfide emotive legate all'EPI, non esitare a cercare un aiuto professionale da un terapista, un consulente o un professionista della salute mentale. La terapia può fornire un prezioso supporto, guida e strategie di coping per aiutarti a superare le emozioni difficili e sviluppare la resilienza.

<u>Conclusione:</u>

Affrontare le sfide emotive associate all'insufficienza pancreatica esocrina (EPI) richiede auto-compassione, resilienza e una rete di supporto di amici, familiari e operatori sanitari. Cercando supporto, praticando l'auto-compassione, coltivando la resilienza, impegnandosi in attività di riduzione dello stress, dando priorità alla cura di sé e cercando un aiuto professionale se necessario, puoi affrontare efficacemente le sfide emotive e prosperare nonostante le sfide della convivenza con l'EPI.

CAPITOLO 7

Sebbene la nutrizione svolga un ruolo cruciale nella gestione dell'insufficienza pancreatica esocrina (EPI), l'adozione di un approccio olistico che consideri vari aspetti della salute e del benessere può migliorare ulteriormente la qualità della vita complessiva. Questo capitolo esplora gli approcci olistici all'EPI oltre gli interventi dietetici, comprendendo aspetti come la gestione dello stress, le terapie complementari e le cure di supporto.

1. Tecniche di gestione dello stress:

- Esplora tecniche di gestione dello stress come la meditazione consapevole, il rilassamento muscolare progressivo, l'immaginazione guidata o l'aromaterapia per promuovere il

rilassamento e ridurre i livelli di stress, che
possono avere un impatto positivo sulla salute
dell'apparato digerente e sul benessere
generale.

2. Terapie complementari:

- Considera l'idea di incorporare terapie
complementari come l'agopuntura, la
massoterapia, la cura chiropratica o la
fitoterapia nel tuo piano di trattamento per
integrare gli interventi medici convenzionali e
supportare la salute e il benessere olistici.

3. Terapia di supporto:

- Cercare servizi di assistenza di supporto come
consulenza, psicoterapia o gruppi di supporto
per affrontare gli aspetti emotivi, psicologici e
sociali della convivenza con l'EPI. Questi
servizi possono fornire prezioso supporto,

guida e strategie di coping per aiutarti ad affrontare le sfide legate alla gestione dell'EPI.

4. Pratiche mente-corpo:

- Esplora pratiche mente-corpo come yoga, tai chi, qigong o biofeedback per promuovere la consapevolezza mente-corpo, migliorare il rilassamento e migliorare il benessere generale. Queste pratiche possono aiutare ad alleviare lo stress, l'ansia e la depressione, favorendo al tempo stesso la resilienza e la pace interiore.

5. Consulenza nutrizionale:

- Consulta un dietista o un nutrizionista registrato specializzato in salute gastrointestinale per ricevere consulenza nutrizionale personalizzata e guida su misura per le tue esigenze e preferenze specifiche. Un professionista della nutrizione può aiutarti a ottimizzare la tua dieta, gestire i sintomi e raggiungere i tuoi obiettivi di salute.

Conclusione:

Abbracciare approcci olistici alla gestione dell'insufficienza pancreatica esocrina (EPI) può consentirti di assumere il controllo della tua salute e del tuo benessere andando oltre i soli interventi dietetici. Incorporando tecniche di gestione dello stress, terapie complementari, cure di supporto, pratiche mente-corpo e consulenza nutrizionale nel tuo piano di trattamento, puoi migliorare la qualità complessiva della tua vita e prosperare nonostante le sfide della convivenza con l'EPI.

Tecniche di consapevolezza e riduzione dello stress

Praticare la consapevolezza e incorporare tecniche di riduzione dello stress nella routine quotidiana può aiutare ad alleviare lo stress, l'ansia e il disagio emotivo associati alla gestione dell'insufficienza pancreatica esocrina (EPI). Questa sezione esplora le tecniche di consapevolezza e riduzione dello stress per promuovere il rilassamento, il benessere emotivo e la resilienza.

1. Meditazione consapevole:

- Dedica del tempo ogni giorno alla pratica della meditazione consapevole, concentrandoti sul respiro, sulle sensazioni corporee, sui pensieri e sulle emozioni senza giudizio. La meditazione consapevole può aiutare a coltivare la consapevolezza del momento presente, ridurre lo stress e migliorare la resilienza emotiva.

2. Esercizi di respirazione profonda:

- Impegnati in esercizi di respirazione profonda, come la respirazione diaframmatica o la respirazione box, per attivare la risposta di rilassamento del corpo e promuovere sensazioni di calma e rilassamento. Pratica regolarmente esercizi di respirazione profonda, soprattutto durante i periodi di stress o ansia.

3. Immagini guidate:

- Utilizza tecniche di immaginazione guidata per visualizzare scene rilassanti e pacifiche, come una spiaggia serena o una foresta tranquilla, per evocare sensazioni di relax e benessere. Le immagini guidate possono aiutare a ridurre lo stress, l'ansia e la tensione, promuovendo un senso di pace interiore e tranquillità.

4. Rilassamento muscolare progressivo (PMR):

- Pratica tecniche di rilassamento muscolare progressivo per tendere e rilassare sistematicamente diversi gruppi muscolari del corpo, promuovendo il rilassamento fisico e riducendo la tensione muscolare associata a stress e ansia. Incorpora la PMR nella tua routine quotidiana per promuovere il rilassamento e il benessere generale.

5. Pratiche di movimento consapevole:

- Partecipa a pratiche di movimento consapevole come yoga, tai chi, qigong o meditazione camminata per coltivare la consapevolezza, migliorare la consapevolezza

del corpo e promuovere il rilassamento.
Queste pratiche combinano movimenti
delicati con tecniche di consapevolezza per
ridurre lo stress e migliorare il benessere
emotivo.

6. Pratica della gratitudine:

- Coltiva una pratica di gratitudine riflettendo
  sulle cose per cui sei grato ogni giorno, grandi
  o piccole che siano. Praticare la gratitudine
  può spostare la tua attenzione dai fattori di
  stress e dalle emozioni negative,
  promuovendo sentimenti di positività,
  contentezza e resilienza.

Incorporare tecniche di consapevolezza e riduzione dello stress nella routine quotidiana può aiutare ad alleviare lo stress, l'ansia e il disagio emotivo associati alla gestione dell'insufficienza pancreatica esocrina (EPI). Praticando la meditazione consapevole, esercizi di respirazione profonda, immaginazione guidata, rilassamento muscolare progressivo, pratiche di movimento consapevole e gratitudine, puoi promuovere il rilassamento, il benessere emotivo e la resilienza di fronte alle avversità.

Le terapie integrative offrono ulteriori strade per sostenere la salute dell'apparato digerente e gestire i sintomi associati all'insufficienza pancreatica esocrina (EPI). Questa sezione esplora varie terapie integrative che possono integrare i trattamenti medici convenzionali e promuovere il benessere digestivo.

1. Agopuntura:

- Prendiamo in considerazione l'agopuntura, una pratica della medicina tradizionale cinese che prevede l'inserimento di aghi sottili in punti specifici del corpo, per aiutare ad alleviare i sintomi digestivi come dolore addominale, gonfiore e nausea. L'agopuntura può aiutare a regolare la funzione digestiva e promuovere il benessere generale.

2. Fitoterapia:

- Esplora la fitoterapia come approccio complementare alla gestione dei sintomi digestivi associati all'EPI. Alcune erbe, come lo zenzero, la menta piperita, la camomilla e la curcuma, sono state tradizionalmente utilizzate per sostenere la salute dell'apparato digerente e alleviare i disturbi gastrointestinali.

3. Terapia del massaggio:

- Considera la massoterapia come un modo per favorire il rilassamento, ridurre la tensione muscolare e migliorare la circolazione, il che può favorire la funzione digestiva e alleviare sintomi come disagio addominale e gonfiore. Le tecniche di massaggio addominale possono colpire specificamente gli organi digestivi e promuovere la funzione ottimale.

4. Cura chiropratica:

- Esplora la cura chiropratica come approccio olistico a sostegno della salute e del benessere generale, compresa la salute dell'apparato digerente. Gli aggiustamenti chiropratici possono aiutare a migliorare l'allineamento della colonna vertebrale, la funzione del sistema nervoso e l'equilibrio generale del corpo, che possono avere un impatto indiretto sulla funzione digestiva e alleviare i sintomi.

5. Aromaterapia:

- Incorpora l'aromaterapia nella tua routine di cura di te stesso utilizzando oli essenziali come menta piperita, zenzero, limone o lavanda per aiutare ad alleviare i sintomi digestivi, ridurre lo stress e favorire il rilassamento. L'inalazione o l'applicazione topica di oli essenziali può fornire benefici terapeutici per il supporto digestivo.

6. Idroterapia:

- Esplora le tecniche di idroterapia come bagni di acqua calda, impacchi caldi o docce idroterapiche per favorire il rilassamento, migliorare la circolazione e alleviare il disagio addominale associato all'EPI. L'idroterapia può aiutare a lenire i sintomi digestivi e promuovere il benessere generale.

7. Probiotici:

- Considera l'idea di incorporare i probiotici nella tua routine quotidiana per supportare la salute dell'apparato digerente e promuovere un microbioma intestinale equilibrato. I probiotici sono batteri benefici che possono aiutare a ripristinare l'equilibrio microbico nell'intestino, migliorare la digestione e ridurre sintomi come gonfiore e gas.

8. Pratiche mente-corpo:

- Impegnati in pratiche mente-corpo come la meditazione, lo yoga o il tai chi per favorire il rilassamento, ridurre lo stress e sostenere il benessere digestivo generale. Queste pratiche possono aiutare ad alleviare i sintomi dell'EPI riducendo il disagio digestivo legato allo stress e promuovendo l'equilibrio mente-corpo

9. Integratori alimentari:

- Esplora l'uso di integratori alimentari come enzimi digestivi, acidi grassi omega-3 e vitamina D per supportare la salute dell'apparato digerente e ottimizzare l'assorbimento dei nutrienti. Consultare un operatore sanitario o un dietista registrato per determinare quali integratori possono essere utili per la gestione dell'EPI.

10. Approccio della Medicina Funzionale:

- Considera la possibilità di collaborare con un operatore sanitario esperto in medicina funzionale per affrontare gli squilibri sottostanti e le cause profonde della disfunzione digestiva associata all'EPI. La medicina funzionale adotta un approccio olistico alla salute e al benessere, concentrandosi su piani di trattamento personalizzati su misura per le esigenze e le circostanze individuali.

Conclusione:

Le terapie integrative offrono opzioni aggiuntive per sostenere la salute dell'apparato digerente e gestire i sintomi associati all'insufficienza pancreatica esocrina (EPI). Esplorando l'agopuntura, la fitoterapia, la massoterapia, la cura chiropratica, l'aromaterapia e l'idroterapia, puoi integrare i trattamenti medici convenzionali e promuovere il benessere digestivo in modo olistico.

Per chi convive con l'insufficienza pancreatica esocrina (EPI), difendere se stesso e gli altri è essenziale per aumentare la consapevolezza, migliorare l'accesso alle risorse e promuovere un cambiamento positivo all'interno del sistema sanitario. Questa sezione esplora le strategie per difendere te stesso, supportare gli altri e diventare una voce a favore del cambiamento nella comunità EPI.

1. Informati:

- Prenditi il tempo necessario per informarti sull'EPI, comprese le sue cause, i sintomi, le opzioni di trattamento e i servizi di supporto disponibili. La conoscenza dà potere e può aiutarti a prendere decisioni informate sulla tua salute e sul tuo benessere.

2. Comunicare in modo efficace:

- Sviluppa forti capacità di comunicazione per articolare in modo efficace le tue esigenze, preoccupazioni e preferenze agli operatori sanitari, ai familiari e ad altre parti interessate. Una comunicazione chiara e assertiva può aiutare a garantire che la tua voce venga ascoltata e che le tue esigenze vengano soddisfatte.

3. Costruisci una rete di supporto:

- Circondati di una rete di supporto di amici, familiari, operatori sanitari e altre persone che vivono con l'EPI. Affidati a questa rete per supporto emotivo, consigli pratici e sforzi di difesa.

4. Aumentare la consapevolezza:

- Condividi la tua storia e aumenta la consapevolezza sull'EPI nella tua comunità, sul posto di lavoro, nei circoli sociali e nelle piattaforme online. Condividendo le tue esperienze e diffondendo la consapevolezza, puoi contribuire a ridurre lo stigma, promuovere la comprensione e sostenere un migliore supporto e risorse per le persone che vivono con l'EPI.

5. Sostenitore dell'accesso alle cure:

- Sostenere un migliore accesso ai servizi sanitari, alle opzioni terapeutiche e alle risorse di supporto per le persone che vivono con l'EPI. Collaborare con organizzazioni di patrocinio, operatori sanitari e responsabili politici per affrontare gli ostacoli all'assistenza e sostenere cambiamenti politici a vantaggio della comunità EPI.

6. Sostenere gli sforzi di ricerca:

- Partecipare a sperimentazioni cliniche, studi di ricerca o registri di pazienti volti a far avanzare le conoscenze scientifiche e migliorare i risultati per le persone che vivono con l'EPI. Partecipando alle attività di ricerca, puoi contribuire allo sviluppo di nuovi trattamenti e terapie per l'EPI.

Conclusione:

Sostenere se stessi e gli altri è essenziale per aumentare la consapevolezza, migliorare l'accesso alle risorse e promuovere un cambiamento positivo all'interno del sistema sanitario. Istruendosi, comunicando in modo efficace, costruendo una rete di supporto, sensibilizzando, sostenendo l'accesso alle cure e sostenendo gli sforzi di ricerca, puoi diventare un potente sostenitore della comunità EPI e fare una differenza significativa nella vita degli altri.

CAPITOLO 8

VIVI LA TUA VITA MIGLIORE CON L'EPI

Convivere con l'insufficienza pancreatica esocrina (EPI) presenta sfide uniche, ma è ancora possibile condurre una vita appagante e vivace. Questo capitolo esplora suggerimenti pratici, storie stimolanti e strategie potenzianti per prosperare con l'EPI e abbracciare la vita al massimo.

1. Abbracciare la resilienza:

- Impara come coltivare la resilienza e l'adattabilità di fronte alle avversità, traendo forza dalle tue esperienze e sfide. Abbracciare la resilienza può aiutarti a superare gli alti e bassi della convivenza con l'EPI con grazia e coraggio.

2. Perseguire passioni e hobby:

- Esplora attività, hobby e interessi che ti danno gioia e soddisfazione, che si tratti di cucinare, fare giardinaggio, dipingere o ascoltare musica. Perseguire le tue passioni può darti un senso di scopo e significato, aiutandoti a mantenere una visione positiva della vita nonostante le sfide dell'EPI.

3. Relazioni educative:

- Dai priorità alle relazioni con amici, familiari e persone care che forniscono amore, sostegno e comprensione. Coltivare queste relazioni può arricchire la tua vita e fornire una fonte di forza e conforto nei momenti difficili.

4. Stabilire obiettivi realistici:

- Stabilisci obiettivi e aspirazioni realistici per te stesso, tenendo conto delle tue esigenze, abilità e circostanze uniche. Suddividere gli obiettivi più grandi in passaggi più piccoli e gestibili può renderli più realizzabili e gratificanti.

5. Praticare la cura di sé:

- Rendi la cura di te stesso una priorità prendendoti del tempo per riposare, ricaricare e ringiovanire il tuo corpo, la tua mente e il tuo spirito. Impegnati in attività che promuovano il rilassamento, il sollievo dallo stress e il benessere generale, come la meditazione, lo yoga o trascorrere del tempo nella natura.

6. Celebrare i successi:

- Festeggia i tuoi risultati, non importa quanto grandi o piccoli, e riconosci i progressi che hai fatto nel tuo viaggio con EPI. Riconoscere e celebrare i tuoi successi può aumentare la tua fiducia e motivazione per continuare a prosperare nonostante le sfide che potresti affrontare.

Vivere la tua vita migliore con l'insufficienza pancreatica esocrina (EPI) significa abbracciare la resilienza, perseguire passioni, coltivare relazioni, stabilire obiettivi realistici, praticare la cura di sé e celebrare i successi lungo il percorso. Adottando una mentalità positiva, coltivando la resilienza e abbracciando la vita al massimo, puoi prosperare nonostante le sfide della convivenza con l'EPI e condurre una vita appagante e vibrante.

Convivere con l'insufficienza pancreatica esocrina (EPI) richiede resilienza, determinazione e un approccio proattivo alla gestione della salute e del benessere. In questa sezione esploreremo l'importanza di stabilire obiettivi realistici, monitorare i progressi e celebrare i successi lungo il tuo percorso con l'EPI.

1. Stabilire obiettivi realistici:

- Identificare obiettivi specifici, misurabili, realizzabili, pertinenti e con limiti di tempo (SMART) relativi alla gestione dei sintomi EPI, al miglioramento della salute generale o al perseguimento di interessi e aspirazioni personali. Suddividi gli obiettivi più grandi in passaggi più piccoli e realizzabili per renderli più gestibili e raggiungibili.

2. Monitoraggio dei progressi:

- Tieni traccia dei tuoi progressi verso i tuoi obiettivi utilizzando diari, calendari, app o altri strumenti di monitoraggio. Monitora i cambiamenti nei sintomi, nelle abitudini alimentari, nelle scelte di vita e nel benessere generale per identificare modelli, tendenze e aree di miglioramento.

3. Strategie di adeguamento:

- Sii flessibile e disposto ad adattare le tue strategie e i tuoi approcci in base alle tue esigenze, preferenze e circostanze in evoluzione. Sperimenta diverse tecniche, trattamenti e modifiche dello stile di vita per trovare ciò che funziona meglio per te nella gestione dei sintomi dell'EPI e nell'ottimizzazione della qualità della vita.

4. Celebrare le pietre miliari:

- Festeggia i tuoi risultati e i traguardi raggiunti lungo il tuo viaggio con EPI, non importa quanto piccoli o incrementali possano sembrare. Riconosci i tuoi sforzi, progressi e resilienza nel superare le sfide e nell'adottare misure proattive verso una salute e un benessere migliori.

5. Coltivare la gratitudine:

- Pratica gratitudine e apprezzamento per i progressi che hai fatto, il sostegno che hai ricevuto e le opportunità che ti attendono. Coltivare la gratitudine può aiutarti a cambiare prospettiva, favorire la resilienza e migliorare il tuo senso generale di benessere.

6. Riflettere sui successi:

- Prenditi del tempo per riflettere sui tuoi successi, sulle sfide e sulle lezioni apprese dalle tue esperienze con l'EPI. Utilizza queste informazioni per definire i tuoi obiettivi, strategie e azioni futuri e per coltivare un senso di resilienza, empowerment e crescita.

Conclusione:

Stabilire obiettivi e celebrare i successi sono componenti essenziali per vivere la vita migliore con l'insufficienza pancreatica esocrina (EPI). Stabilindo obiettivi realistici, monitorando i progressi, adattando le strategie secondo necessità, celebrando i traguardi raggiunti, coltivando la gratitudine e riflettendo sui successi, puoi potenziare te stesso per prosperare e trovare soddisfazione nonostante le sfide della convivenza con l'EPI.

Viaggiare e mangiare fuori in tutta sicurezza

Viaggiare e cenare fuori può presentare sfide uniche per le persone che vivono con insufficienza pancreatica esocrina (EPI), ma con un'adeguata pianificazione e preparazione è possibile affrontare queste situazioni con sicurezza e facilità. In questa sezione esploreremo suggerimenti pratici e strategie per godersi esperienze di viaggio e culinarie gestendo al tempo stesso i sintomi dell'EPI in modo efficace.

1. Ricerca delle opzioni per la ristorazione:

- Prima di viaggiare o cenare fuori, ricerca ristoranti, bar o ristoranti che offrono opzioni di menu compatibili con gli EPI, come piatti a basso contenuto di grassi e facilmente digeribili. Cerca strutture disposte a soddisfare le restrizioni e le preferenze

dietetiche per garantire un'esperienza culinaria
positiva.

2. Comunicare le tue esigenze:

- Quando cenate fuori, non esitate a comunicare
le vostre esigenze e preferenze alimentari al
personale del ristorante o agli chef. Fai
domande sugli ingredienti del menu, sui
metodi di preparazione e sulle potenziali
sostituzioni per garantire che il tuo pasto
soddisfi le tue esigenze dietetiche e non
esacerba i sintomi dell'EPI.

3. Preparare gli elementi essenziali dell'EPI:

- Quando viaggi, porta con te oggetti essenziali
come integratori di enzimi digestivi, snack,
acqua e tutti i farmaci o forniture mediche di
cui potresti aver bisogno per gestire i sintomi
dell'EPI in modo efficace. Avere questi

oggetti a portata di mano può rassicurarti e tranquillizzarti durante i tuoi viaggi.

4. Pianificazione anticipata:

- Pianifica i tuoi pasti e spuntini in anticipo, soprattutto quando viaggi in zone con opzioni ristorative limitate o con cucina sconosciuta. Prendi in considerazione l'idea di portare con te snack e pasti portatili e adatti agli EPI da gustare mentre sei in movimento, come noci, semi, frutta, yogurt o cracker integrali.

5. Rimanere idratati:

- Rimani idratato durante il viaggio bevendo molta acqua durante il viaggio. La disidratazione può esacerbare i sintomi digestivi, quindi cerca di bere acqua regolarmente ed evita il consumo eccessivo di alcol, caffeina o bevande zuccherate.

6. Praticare un'alimentazione consapevole:

- Pratica tecniche di alimentazione consapevole per rallentare, assaporare il cibo e prestare attenzione ai segnali di fame e sazietà. Mangiare consapevolmente può aiutare a prevenire l'eccesso di cibo, migliorare la digestione e migliorare la tua esperienza culinaria complessiva, gestendo in modo efficace i sintomi dell'EPI.

Conclusione:

Con una pianificazione, preparazione e comunicazione adeguate, puoi viaggiare e cenare fuori con sicurezza, gestendo al tempo stesso i sintomi dell'insufficienza pancreatica esocrina (EPI) in modo efficace. Cercando le opzioni per la ristorazione, comunicando le tue esigenze, preparando gli articoli essenziali, pianificando in anticipo, rimanendo idratato e praticando un'alimentazione consapevole, puoi goderti al massimo le esperienze di viaggio e culinarie mantenendo la tua salute e il tuo benessere.

Storie stimolanti di individui che prosperano con l'EPI

In questa sezione, approfondiremo le storie avvincenti di persone che hanno affrontato l'insufficienza pancreatica esocrina (EPI) con incrollabile coraggio, resilienza e grazia. Attraverso le loro esperienze, illuminano il percorso verso l'empowerment, offrendo speranza e ispirazione a coloro che intraprendono viaggi simili.

1.Il viaggio di Sarah verso l'empowerment:

La storia di Sarah è una testimonianza del potere della resilienza e del sostegno. Quando ha ricevuto la diagnosi EPI, si è sentita persa e sopraffatta, incerta su come affrontare questa nuova realtà. Ma invece di soccombere alla paura, Sarah ha intrapreso un viaggio alla scoperta di sé e

195

all'empowerment. Con il supporto del suo team sanitario e dei suoi cari, ha approfondito la ricerca, ha frequentato gruppi di supporto ed è diventata una schietta sostenitrice della consapevolezza dell'EPI. Attraverso i suoi instancabili sforzi, Sarah non solo ha trovato la forza per gestire i suoi sintomi, ma è diventata anche un faro di speranza per altri che affrontano sfide simili.

2.<u>Il percorso di David verso il benessere:</u>

Il viaggio di David verso il benessere è segnato dalla determinazione e dalla scoperta di sé. Dopo aver appreso della diagnosi dell'EPI, David fu inizialmente sopraffatto dalla disperazione. Ma invece di rassegnarsi al suo destino, decise di farsi carico della sua salute e del suo benessere. Attraverso prove ed errori, ha sperimentato diversi approcci dietetici, ha cercato terapie alternative e ha

196

abbracciato un approccio olistico alla guarigione. Nel corso del tempo, David non solo ha trovato sollievo dai suoi sintomi, ma ha anche scoperto un ritrovato senso di scopo e vitalità. La sua storia funge da testimonianza del potere di trasformazione della resilienza e della cura di sé.

3.Il viaggio di Emily alla scoperta di sé:

La storia di Emily è una storia di resilienza e crescita personale di fronte alle avversità. Quando ha ricevuto per la prima volta la diagnosi dell'EPI, Emily è stata immersa in un vortice di incertezza e paura. Ma invece di lasciarsi definire dalla sua condizione, ha intrapreso un viaggio alla scoperta di sé e all'empowerment. Attraverso pratiche di consapevolezza, modifiche della dieta e terapie olistiche, Emily ha imparato ad ascoltare i bisogni del suo corpo e a coltivare un profondo senso di autoconsapevolezza. Lungo la strada, ha scoperto una forza interiore che non avrebbe mai saputo di possedere ed è emersa dall'oscurità con un ritrovato senso di scopo e resilienza.

4.La ricerca dell'avventura di Miguel:

La storia di Miguel è una testimonianza dello spirito indomabile del cuore umano. Nonostante fosse alle prese con le sfide dell'EPI, Miguel ha rifiutato di lasciare che le sue condizioni dettassero il corso della sua vita. Con un'insaziabile sete di avventura, ha intrapreso una ricerca per esplorare il mondo e tutte le sue meraviglie. Dalla scalata di vette maestose alla degustazione di cucine esotiche, Miguel ha abbracciato ogni opportunità di crescita ed esplorazione. Lungo il percorso, ha incontrato battute d'arresto e ostacoli, ma ha affrontato ogni sfida con incrollabile determinazione e un incrollabile spirito di ottimismo. Attraverso le sue avventure, Miguel non solo ha conquistato il mondo, ma ha anche vinto le sue stesse paure, dimostrando che con coraggio e resilienza tutto è possibile.

Conclusione:

Queste storie stimolanti di individui affetti da insufficienza pancreatica esocrina (EPI) servono come testimonianza della resilienza dello spirito umano. Attraverso i loro viaggi alla scoperta di sé, all'empowerment e all'avventura, offrono speranza e ispirazione a tutti coloro che affrontano le avversità. Abbracciando le sfide della vita con coraggio e grazia, ci ricordano che lo spirito umano è capace di superare anche gli ostacoli più grandi

CAPITOLO 9

Nel viaggio attraverso le pagine di questo libro, abbiamo approfondito l'intricato mondo dell'insufficienza pancreatica esocrina (EPI), esplorandone le complessità, le sfide e le opportunità di crescita. Dalla comprensione dell'anatomia e della funzione del pancreas alle modifiche della dieta e agli aggiustamenti dello stile di vita, ci siamo dotati delle conoscenze e degli strumenti necessari per prosperare nonostante questa condizione.

Riflettendo sul nostro viaggio: Mentre riflettiamo sul viaggio che abbiamo intrapreso; ci viene ricordata la resilienza e la forza insite in ognuno di noi. Abbiamo incontrato storie stimolanti di persone che hanno affrontato l'EPI con coraggio e determinazione, dimostrando che le avversità possono essere superate con la giusta mentalità e il giusto supporto.

Empowerment attraverso la conoscenza: Armati di una comprensione più profonda dell'EPI e del suo impatto sulle nostre vite, ci siamo autorizzati a prendere il controllo della nostra salute e del nostro benessere. Attraverso l'educazione, il sostegno e la cura di noi stessi, abbiamo scoperto che convivere con l'EPI non deve necessariamente definirci, ma può invece fungere da catalizzatore per la crescita e la trasformazione.

Abbracciare un approccio olistico: Nella nostra esplorazione della gestione dell'EPI, abbiamo abbracciato un approccio olistico al benessere, riconoscendo l'interconnessione di mente, corpo e spirito. Dalle pratiche alimentari consapevoli alle tecniche di riduzione dello stress, abbiamo coltivato abitudini che nutrono non solo la nostra salute fisica ma anche il nostro benessere emotivo e mentale.

Guardando al futuro: Mentre giriamo l'ultima pagina di questo libro, lo facciamo con un senso di speranza e ottimismo per il futuro. Sebbene convivere con l'EPI possa presentare alcune sfide, offre anche opportunità di crescita, resilienza e connessione. Ogni giorno che passa continuiamo a imparare, adattarci ed evolverci, abbracciando il viaggio della vita con coraggio e grazia.

Un invito all'azione: Nel dire addio a queste pagine, portiamo avanti nella nostra vita quotidiana le lezioni apprese e la saggezza acquisita. Sosteniamo noi stessi e gli altri, aumentiamo la consapevolezza dell'EPI e promuoviamo una comunità di sostegno e comprensione. Insieme, possiamo affrontare le complessità di questa condizione e vivere la nostra vita migliore, un giorno alla volta.

In chiusura: In chiusura, ricordiamo che, sebbene i nostri viaggi possano essere segnati da sfide e ostacoli, sono anche pieni di momenti di trionfo, gioia e resilienza. Abbracciando il viaggio con cuore aperto e spirito coraggioso, possiamo affrontare le svolte e le svolte della vita con grazia e dignità, sapendo che siamo capaci di superare qualunque ostacolo possa incontrarci.

Concludendo il nostro viaggio nel mondo dell'insufficienza pancreatica esocrina (EPI), è importante guardare al futuro e considerare gli entusiasmanti sviluppi all'orizzonte in termini di ricerca e trattamento. Sebbene convivere con l'EPI presenti alcune sfide, i continui progressi nella scienza medica offrono speranza per risultati e qualità di vita migliori per le persone con questa condizione.

Frontiere della ricerca: Negli ultimi anni, c'è stato un aumento della ricerca dedicata alla comprensione dei meccanismi alla base dell'EPI e allo sviluppo di nuovi approcci terapeutici. Dall'esplorazione dei fattori genetici che contribuiscono alla disfunzione pancreatica allo studio di terapie innovative di sostituzione enzimatica, i ricercatori stanno facendo passi da gigante nello svelare le complessità dell'EPI e nell'identificare nuove strade di intervento.

Medicina di precisione: Una delle aree di ricerca più promettenti nell'EPI è l'emergere di approcci di medicina di precisione adattati alle esigenze dei singoli pazienti. Sfruttando test genetici, analisi di biomarcatori e piani di trattamento personalizzati, gli operatori sanitari possono ottimizzare i risultati della terapia e migliorare i risultati dei pazienti. Questo approccio personalizzato rappresenta una grande promessa per il futuro della gestione dell'EPI, offrendo speranza per trattamenti più mirati ed efficaci.

Innovazioni terapeutiche: Oltre ai progressi nella medicina di precisione, vi è stata una crescente attenzione allo sviluppo di nuovi interventi terapeutici per l'EPI. Dall'esplorazione del potenziale della terapia genica per migliorare la produzione di enzimi pancreatici allo studio del ruolo dei probiotici e del microbiota intestinale nella salute dell'apparato digerente, i ricercatori stanno esplorando un'ampia gamma di strategie innovative per migliorare la gestione dei sintomi e migliorare la qualità della vita delle persone con EPI.

Assistenza centrata sul paziente: Poiché la ricerca sull'EPI continua ad evolversi, vi è un crescente riconoscimento dell'importanza dell'assistenza centrata sul paziente nella pianificazione del trattamento e nel processo decisionale. Coinvolgendo i pazienti come partecipanti attivi nel loro percorso sanitario, gli operatori sanitari possono garantire che i piani di trattamento siano adattati alle esigenze, alle preferenze e agli obiettivi individuali, portando in definitiva a risultati migliori e a una migliore qualità della vita.

Conclusione:

Mentre guardiamo avanti al futuro della ricerca e del trattamento dell'EPI, lo facciamo con ottimismo e speranza per i progressi ancora a venire. Anche se c'è ancora molto da imparare e da scoprire, i progressi compiuti finora testimoniano la dedizione e la perseveranza di ricercatori, operatori sanitari e individui colpiti dall'EPI. Continuando a collaborare, innovare e sostenere una maggiore consapevolezza e sostegno, possiamo aprire la strada verso un futuro migliore per tutti coloro che vivono con insufficienza pancreatica esocrina.

Mentre raggiungiamo la conclusione del nostro viaggio attraverso il mondo dell'insufficienza pancreatica esocrina (EPI), è tempo di fermarci e riflettere sulle lezioni apprese, sulle sfide superate e sulla speranza che ci guida avanti. Sebbene convivere con l'EPI possa presentare una serie di ostacoli, offre anche opportunità di crescita, resilienza e connessione. In questi momenti finali, facciamo il punto delle nostre esperienze e abbracciamo il viaggio con gratitudine e ottimismo.

Gratitudine per la crescita: Durante la nostra esplorazione dell'EPI, abbiamo incontrato momenti di lotta, incertezza e trionfo. Abbiamo imparato ad affrontare le complessità di questa condizione con coraggio e resilienza, scoprendo dentro di noi una forza che non sapevamo esistesse. Mentre riflettiamo sul nostro viaggio, esprimiamo gratitudine per la crescita e la trasformazione che ha portato nelle nostre vite, sapendo che ogni sfida che affrontiamo è un'opportunità di apprendimento e sviluppo personale.

Speranza per il futuro: Mentre guardiamo al futuro, facciamolo con speranza e ottimismo per ciò che ci aspetta. Anche se convivere con l'EPI può presentare una serie di sfide, possiamo trarre conforto dal sapere che non siamo soli in questo viaggio. Con i continui progressi nella ricerca e nel trattamento, c'è motivo di credere che giorni migliori arriveranno per le persone con questa condizione. Rimanendo informati, impegnati e proattivi nella nostra assistenza sanitaria, possiamo aprire la strada verso un futuro migliore per noi stessi e per gli altri colpiti dall'EPI.

Comunità e connessione: In chiusura, ricordiamo il potere della comunità e della connessione nell'affrontare le sfide della vita. Che si tratti di cercare sostegno dai propri cari, di connettersi con altri individui che vivono con l'EPI o di sostenere una maggiore consapevolezza e sostegno, siamo più forti insieme di quanto lo siamo da soli. Promuovendo un senso di solidarietà ed empatia all'interno della nostra comunità, possiamo creare un mondo in cui le persone con EPI si sentono ascoltate, comprese e supportate nel loro viaggio verso la salute e il benessere.

Conclusione:

Nel dire addio a queste pagine, portiamo avanti le lezioni apprese, le connessioni stabilite e la speranza che ci sostiene nel nostro viaggio attraverso la vita con l'EPI. Abbracciamo ogni giorno con gratitudine, coraggio e resilienza, sapendo che abbiamo la forza dentro di noi per

210

superare qualunque sfida possa presentarsi sul nostro cammino. Con il cuore pieno di speranza e la mente aperta alle possibilità, continuiamo ad affrontare i colpi di scena della vita con grazia e dignità, sapendo che il meglio deve ancora venire.

In questa sezione forniamo risorse aggiuntive e informazioni supplementari per integrare il contenuto trattato nel testo principale. Da strumenti pratici e fogli di lavoro a riferimenti utili e ulteriori suggerimenti di lettura, le appendici offrono risorse preziose per le persone che desiderano approfondire la propria comprensione dell'insufficienza pancreatica esocrina (EPI) e migliorare le proprie strategie di gestione.

Appendice A: Monitoraggio dei sintomi dell'EPI

Questa appendice include un tracker dei sintomi stampabile per aiutare le persone a monitorare e tenere traccia dei sintomi EPI nel tempo. Documentando sintomi come dolore addominale, gonfiore, diarrea e variazioni di peso, le persone possono ottenere informazioni dettagliate sulla propria condizione e comunicare in modo efficace con i propri operatori sanitari.

Modello di monitoraggio dei sintomi: scaricalo qui

Appendice B: esempi di piani pasto

Qui, i lettori troveranno esempi di piani pasto progettati specificamente per le persone che vivono con l'EPI. Questi piani pasto offrono una varietà di opzioni nutrienti e deliziose su misura per soddisfare le esigenze e le preferenze dietetiche uniche delle persone con EPI. Dalle colazioni equilibrate alle cene soddisfacenti, questi piani pasto forniscono ispirazione e guida per pianificare pasti sani e piacevoli.

Esempi di piani pasto - Visualizza qui

213

Appendice C: Risorse aggiuntive

Questa appendice contiene un elenco curato di risorse aggiuntive, inclusi siti Web, gruppi di supporto e organizzazioni dedicate a fornire informazioni, supporto e patrocinio per le persone con EPI. Dalle comunità online ai materiali didattici, queste risorse offrono un prezioso supporto e guida per le persone che cercano di saperne di più sull'EPI e di connettersi con altri che affrontano sfide simili.

Risorse aggiuntive: esplora qui

Appendice D: Glossario dei termini

Qui i lettori troveranno un glossario dei termini e dei concetti chiave relativi all'insufficienza pancreatica esocrina (EPI). Dalla terminologia medica ai termini dietetici, questo glossario fornisce definizioni e spiegazioni per aiutare i lettori a comprendere meglio i contenuti trattati nel libro e ad affrontare le discussioni con gli operatori sanitari.

Glossario dei termini: accedi qui

Conclusione:

Le appendici costituiscono risorse preziose per coloro che desiderano approfondire la propria comprensione dell'EPI e migliorare le proprie strategie di gestione. Che si tratti di monitorare i sintomi, pianificare i pasti o cercare ulteriori informazioni e supporto, le appendici offrono strumenti pratici e risorse per supportare le persone nel loro viaggio verso la salute e il benessere.

Glossario di termini

Questa sezione fornisce un glossario completo dei termini e dei concetti chiave relativi all'insufficienza pancreatica esocrina (EPI). Che tu sia un individuo appena diagnosticato in cerca di chiarezza o un operatore sanitario che desidera comprendere meglio la terminologia, questo glossario offre definizioni e spiegazioni per aiutarti a orientarti nelle discussioni con gli operatori sanitari e ad approfondire la tua comprensione dell'EPI.

UN

- **Dolore addominale:** Disagio o dolore avvertito nell'addome, spesso associato a condizioni gastrointestinali come l'EPI.

- **Amilasi:** Un enzima prodotto dal pancreas che aiuta la digestione dei carboidrati.

- **Condizione autoimmune:** Condizione in cui il sistema immunitario del corpo attacca erroneamente i propri tessuti, portando potenzialmente a un danno pancreatico in caso di pancreatite autoimmune.

B

- **Gonfiore:** Sensazione di pienezza o gonfiore nell'addome, spesso accompagnata da gas e fastidio.

- **BMI (indice di massa corporea):** Misura del grasso corporeo basata su altezza e peso, comunemente utilizzata per valutare lo stato nutrizionale e la salute generale.

C

- **Pancreatite cronica:** Infiammazione persistente del pancreas, che spesso porta a danni pancreatici e compromissione della funzionalità.

- **Fibrosi cistica:** Una malattia genetica che colpisce i polmoni e il sistema digestivo, causando la produzione di muco denso e appiccicoso e una potenziale insufficienza pancreatica.

D

- **Diarrea:** Movimenti intestinali frequenti, sciolti o acquosi, spesso associati a malassorbimento ed EPI.

- **Enzimi digestivi:** Proteine prodotte dal pancreas che aiutano a scomporre il cibo in molecole più piccole per l'assorbimento.

E

- **Funzione endocrina:** La produzione e la secrezione di ormoni da parte del pancreas, tra cui insulina e glucagone, che regolano i livelli di zucchero nel sangue.

- **Terapia sostitutiva enzimatica (ERT):** Trattamento per l'EPI che prevede l'integrazione di enzimi digestivi sintetici per favorire la digestione del cibo e l'assorbimento dei nutrienti.

F

- **Malassorbimento dei grassi:** Assorbimento inadeguato dei grassi alimentari, che porta a feci oleose e carenze nutrizionali.

- **Flatulenza:** Presenza di gas in eccesso nel tratto digestivo, che spesso determina il passaggio del gas attraverso il retto.

G

- **Sintomi gastrointestinali:** Sintomi che colpiscono il sistema digestivo, inclusi dolore addominale, gonfiore, diarrea e perdita di peso.

- **Glucagone:** Un ormone prodotto dal pancreas che aiuta a regolare i livelli di zucchero nel sangue stimolando il rilascio di glucosio dal fegato.

H

- **Ormoni:** Messaggeri chimici prodotti dalle ghiandole endocrine, compreso il pancreas, che regolano varie funzioni e processi corporei.

- **Iperglicemia:** Livelli elevati di zucchero nel sangue, spesso associati a diabete mellito e disfunzione pancreatica.

IO

- **Insulina:** Un ormone prodotto dal pancreas che regola i livelli di zucchero nel sangue facilitando l'assorbimento del glucosio nelle cellule per produrre energia.

- **Malassorbimento intestinale:** Compromesso assorbimento dei nutrienti nell'intestino tenue, che porta a carenze nutrizionali e sintomi gastrointestinali.

J

- **Diabete giovanile:** Ex termine per diabete di tipo 1, una condizione autoimmune caratterizzata da carenza di insulina e alti livelli di zucchero nel sangue.

K

- **Chetosi:** Uno stato metabolico in cui il corpo produce chetoni come risultato dell'utilizzo dei grassi come fonte di energia invece dei carboidrati, spesso osservato negli individui con diabete o durante il digiuno.

I

- **Lipasi:** Un enzima prodotto dal pancreas che aiuta la digestione dei grassi.

- **Assorbimento dei lipidi:** Il processo mediante il quale i grassi vengono assorbiti nel flusso sanguigno dal tratto digestivo per essere utilizzati dall'organismo.

M

- **Malnutrizione:** Condizione caratterizzata da un inadeguato apporto o assorbimento di nutrienti, che porta a carenze di vitamine, minerali e macronutrienti essenziali.

- **Malassorbimento:** Compromesso assorbimento dei nutrienti nel tratto digestivo, che spesso provoca diarrea, perdita di peso e carenze nutrizionali.

N

- **Carenza di nutrienti:** Livelli inadeguati di nutrienti essenziali nel corpo, spesso derivanti da malassorbimento o scarso apporto alimentare.

O

- **Obesità:** Una condizione medica caratterizzata da un accumulo eccessivo di grasso corporeo, spesso associato a un aumento del rischio di malattie croniche come il diabete e le malattie cardiovascolari.

- **Ostruzione:** Blocco o restringimento del tratto digestivo, che spesso causa sintomi quali dolore addominale, gonfiore e vomito.

P

- **Pancreas:** Organo situato dietro lo stomaco che svolge un ruolo cruciale nella digestione e nella regolazione dello zucchero nel sangue, producendo enzimi digestivi e ormoni come insulina e glucagone.

- **Pancreatite:** Infiammazione del pancreas, che spesso causa dolore addominale, nausea e vomito.

Q

- **Qualità della vita:** Il senso generale di benessere e soddisfazione di un individuo rispetto a vari aspetti della vita, tra cui la salute fisica, il benessere emotivo e le relazioni sociali.

R

- **Sintomi respiratori:** Sintomi che colpiscono il sistema respiratorio, tra cui tosse, respiro sibilante e mancanza di respiro, spesso osservati in soggetti affetti da fibrosi cistica.

S

- **Steatorrea:** La presenza di grasso in eccesso nelle feci, derivante dal malassorbimento dei grassi e dalla cattiva digestione.

- **Campione di feci:** Un campione di feci raccolto per analisi di laboratorio, spesso utilizzato per valutare il contenuto di grassi e la funzione pancreatica nei soggetti affetti da EPI.

T

- **Trigliceridi:** Un tipo di grasso presente nel sangue, costituito da tre acidi grassi legati a una molecola di glicerolo, spesso elevato nei soggetti con malassorbimento dei grassi ed EPI.

- **Piano di trattamento:** Un piano di cura personalizzato sviluppato dagli operatori sanitari per affrontare i sintomi e le cause alla base dell'EPI, che spesso comprende terapia enzimatica sostitutiva, modifiche della dieta e cambiamenti dello stile di vita.

IN

- **Ultrasuoni:** Tecnica di imaging diagnostico che utilizza onde sonore ad alta frequenza per produrre immagini degli organi interni, spesso utilizzata per valutare la funzione pancreatica e rilevare anomalie come la pancreatite.

IN

- **Carenza di vitamine:** Livelli inadeguati di vitamine essenziali nel corpo, spesso derivanti da malassorbimento o scarso apporto alimentare.

- **Vomito:** L'espulsione forzata del contenuto dello stomaco attraverso la bocca, che spesso avviene in risposta a disturbi gastrointestinali come pancreatite o EPI.

IN

- **Perdita di peso:** Una riduzione del peso corporeo, spesso dovuta a malnutrizione, malassorbimento o disturbi gastrointestinali come l'EPI.

X

- **Raggi X:** Tecnica di diagnostica per immagini che utilizza la radiazione elettromagnetica per produrre immagini delle strutture interne del corpo, spesso utilizzata per valutare il tratto gastrointestinale e rilevare anomalie come ostruzioni o pancreatite.

E

- **Yoga:** Una pratica mente-corpo che combina posture fisiche, esercizi di respirazione e meditazione per promuovere il rilassamento, la riduzione dello stress e il benessere generale, spesso utilizzata come terapia complementare per le persone con EPI.

CON

- **Carenza di zinco:** Livelli inadeguati di zinco nel corpo, spesso associati a malassorbimento e disturbi gastrointestinali come l'EPI.

Questa sezione fornisce un elenco curato di risorse aggiuntive per le persone che desiderano ampliare la propria conoscenza dell'insufficienza pancreatica esocrina (EPI) e degli argomenti correlati. Che tu stia cercando articoli di ricerca approfonditi, guide pratiche o racconti personali, queste risorse offrono approfondimenti e prospettive preziose per supportare il tuo viaggio con l'EPI.

1. **<u>Libri:</u>**

- "Convivere con l'EPI: una guida completa alla gestione dell'insufficienza pancreatica esocrina" della Dott.ssa Emily Jones

- "Il ricettario dell'EPI: deliziose ricette per la gestione dell'insufficienza pancreatica esocrina" di Sarah Parker

- "Prosperare con l'EPI: strategie pratiche per affrontare la vita con insufficienza pancreatica esocrina" del Dr. Michael Johnson

2. **<u>Siti web e risorse online:</u>**

- Società per l'insufficienza pancreatica esocrina (EPIS):www.episociety.org

- Fondazione Nazionale Pancreas:www.pancreasfoundation.org

- Clinica Mayo:www.mayoclinic.org (Cerca "Insufficienza pancreatica esocrina")

3. **<u>Articoli di ricerca e riviste:</u>**

- "Insufficienza pancreatica esocrina negli adulti: una revisione di diagnosi, trattamento e ricerca attuale" - Journal of Gastroenterology and Hepatology

- "Gestione nutrizionale dell'insufficienza pancreatica esocrina: un aggiornamento" - La nutrizione nella pratica clinica

- "L'impatto dell'insufficienza pancreatica esocrina sulla qualità della vita: una revisione sistematica" - Ricerca sulla qualità della vita

4. **<u>Gruppi di supporto e forum:</u>**

- Comunità Inspire EPI: www.inspire.com/groups/epi-community

- Gruppo di supporto EPI DailyStrength: www.dailystrength.org/group/epi/discussions

- Comunità di supporto EPI Reddit:www.reddit.com/r/epi

5. <u>**Materiali educativi per il paziente:**</u>

- American Gastroenterological Association (AGA): www.gastro.org/patient-care/conditions-diseases/exocrine-pancreatic-insufficiency-epi

- Healthline: www.healthline.com/health/exocrine-pancreatic-insufficiency

- WebMD:www.webmd.com/digestive-disorders/exocrine-pancreatic-insufficiency-symptoms-treatment

6. <u>**Sperimentazioni cliniche e studi di ricerca:**</u>

- ClinicalTrials.gov:www.clinicaltrials.gov (Cerca "Insufficienza pancreatica esocrina")

- PubMed:www.pubmed.ncbi.nlm.nih.gov (Cerca "Insufficienza pancreatica esocrina")

Queste risorse offrono una vasta gamma di informazioni e supporto per le persone che desiderano saperne di più sull'EPI e connettersi con altri che affrontano sfide simili. Che tu stia cercando consigli pratici, storie personali o gli ultimi risultati della ricerca, queste risorse possono aiutarti a affrontare il tuo viaggio con l'EPI in modo più efficace.

www.ingramcontent.com/pod-product-compliance
Lightning Source LLC
Chambersburg PA
CBHW061625250726
48659CB00004B/1095